「おしり」をほぐせば100歳まで歩ける!

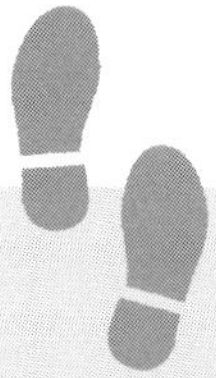

ヒップアップ・アーティスト
松尾タカシ

BLISHING Co., LTD

はじめに

おしり専門のトレーナー、松尾タカシです。

突然ですが、あなたは片脚でどれくらい立っていられますか？

この本を手にしていただいたのも何かのご縁なので、試しに、今この場で片脚立ちをしてみてください。

やり方はいたって簡単。胸をしっかりと張り腰が軽く反った状態で立ち、片方の脚を一歩前に出して、前に出した脚を床から5センチほど持ち上げ、その状態をキープするだけです。

さて、どのくらい立っていられたでしょう？

10秒ですか？　20秒ですか？　それとも30秒でしょうか？

「片脚立ちなんて簡単だよ」と思ったものの、実際にやってみて、体勢がグラグラし

片脚立ちチェック

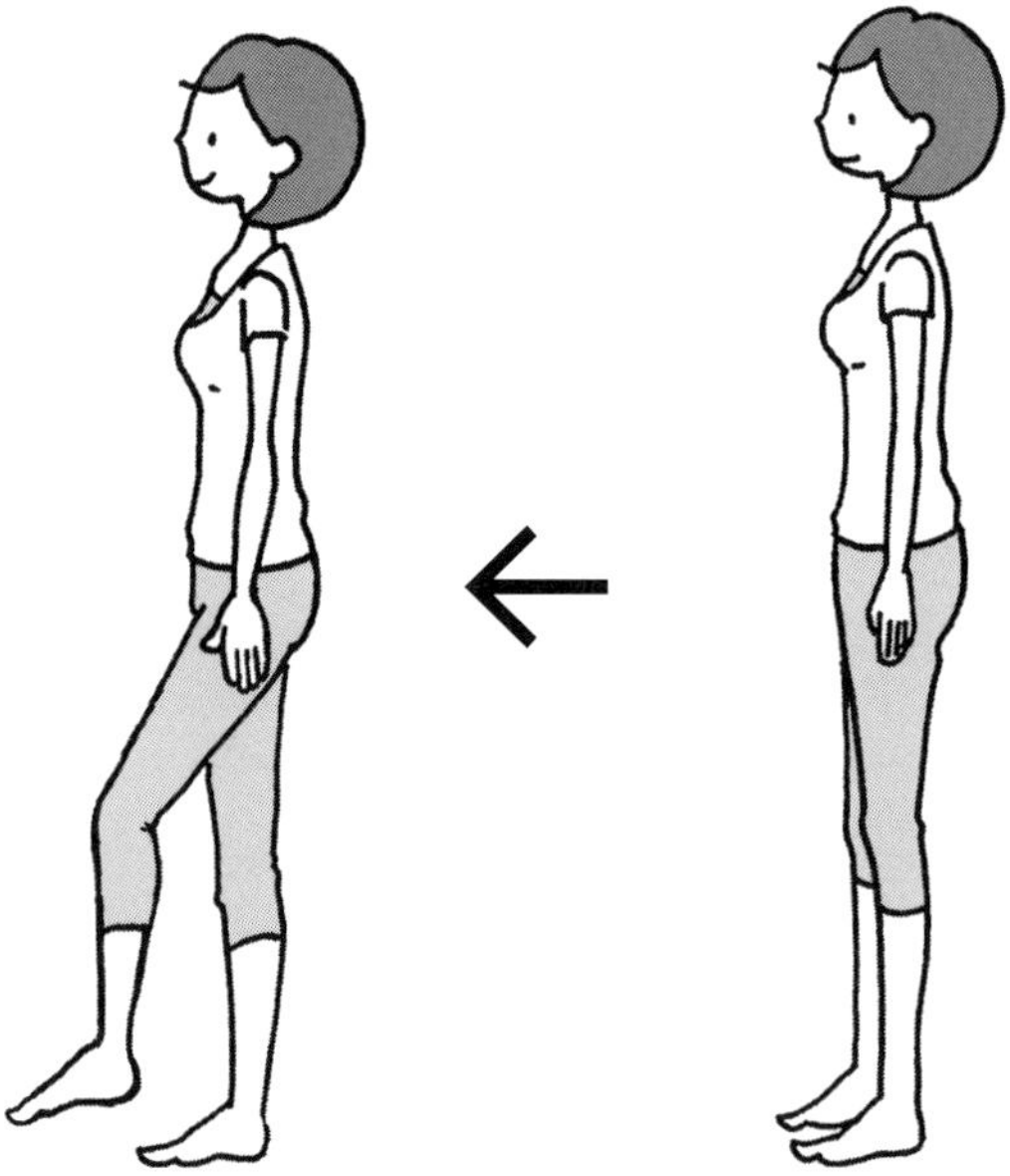

❶ 足の幅をこぶし1個分あけて立った状態から、片方の脚を一歩前に出す

❷ 前に出した脚を床から5センチほど持ち上げて、その状態をキープ

てしまい、意外と難しいと感じたのではないでしょうか。

もしあなたが、胸を張った姿勢のまま何の支えもなく、またグラグラすることもなく30秒以上、片脚で立っていることができたのであれば、この本を読む必要はありません。あなたのおしりはしっかり働き、おしりの役目を十分果たしているからです。

しかし、そうでなかった場合は、ぜひこの本を読み進めてください。

なぜなら、片脚立ちが30秒以上できなかったということは、あなたのおしりのスイッチがオフになっている、つまり働いていない可能性が非常に高いからです。

おしりは実際あるのに、それが「働いていない」といわれてもなかなかピンとこないと思うので、もう一つ質問をさせてください。

あなたは、どんな体勢で椅子に座るのが楽ですか？

椅子に深々と座り、背もたれにどっしり体を預けるのが楽ですか？　それとも、浅めに座り、背もたれには触れずに座るのが楽ですか？

「背もたれにもたれるのが楽」と答えた方は、かなり高い確率でおしりの筋肉が衰えていると思われます。

背もたれは背中をあずけるためにあるのだから、もたれてもいいじゃないかといわれそうですが、背もたれにもたれた状態というのは、姿勢が崩れおしりの筋肉も背中の筋肉も力が抜けた状態です。

疲れた人が休息をとる意味で、背もたれのある椅子に深く腰かけるのは問題ありませんが、普段から、つい椅子に座ると背もたれに背中をあずけてしまうというのは、それだけおしりの筋肉が弱いということなのです。

背もたれにもたれると体はいったん楽になりますが、この体勢を長くとり続けたら、おしりの筋肉は衰えてしまう一方です。おしりの筋肉が弱いから、背もたれにもたれかかり、その体勢がおしりの筋肉の衰えを助長させる。そんな悪い循環にはまっている方は多いのではないでしょうか。

おしりの筋肉は人の身体の中で最も大きな筋肉であり、身体を支え、バランスを取り、さまざまな衝撃を吸収する役割を担っています。

人が二本の脚で立てるのも、二本の脚で歩けるのも、おしりの筋肉が発達したから。つまり、おしりは人が人であるために極めて重要な筋肉なのです。

おしりのスイッチがオフになった状態ではおしりは十分に働くことができません。そして、おしりが本来の仕事を１００％できないと、その負担は膝や腰へとのしかかります。

年を重ねると、膝や腰の痛みを訴える人が増えますが、それらの痛みはおしりの筋肉の衰えと密接に関係しているのです。

おしりのスイッチがオフのままでは、おしりが十分に使えないだけでなく、使わないことによっておしりの筋肉自体がどんどん衰えてしまいます。

おしりの筋肉が衰えると、ゆくゆくは歩くことに支障が出てきてしまいます。歩くことが困難になれば、家にこもりがちになり、やがて寝たきりになってしまうでしょう。

「年を重ねてもいつまでも元気に活動したい」「いつまでも自分の脚で歩きたい」と、誰もが願います。

しかし、その願いを実現するにはオフになっていたおしりのスイッチをオンに切り替え、おしり本来のパワーを発揮してもらう必要があるのです。

スイッチをオフにしたまま掃除機を動かしても、掃除はできませんよね。それと同じです。

おしりにスイッチが入れば、特別筋トレをしなくても、日常生活の動作がそのままトレーニングになり、日常生活の中で自然とおしりが鍛えられます。

身体の中で一番大きなおしりの筋肉が鍛えられれば、他の筋肉も強くなっていきます。

おしりが変われば、生活が変わり、人生が変わります。

身体の中で一番大きなおしりの筋肉をうまく使わないのは、まさに「宝の持ち腐れ」。

おしりをフル稼働させ、人生をさらに上向きにするために、オフになっていたおしりのスイッチをオンへと切り替えましょう！

「おしり」をほぐせば100歳まで歩ける！　目次

第2章

おしりがほぐれると おしりが鍛えられる

第3章

コリをほぐす！梨状筋エクササイズ

第4章

骨盤前傾をつくる！

腸骨筋エクササイズ

第5章

おしりを鍛えると身体は変わる

第6章

健康寿命はおしりで延ばす

第1章

不調の原因は
おしりのコリ

膝痛、腰痛の原因はおしりにあった

身体の中央に位置するおしり。

おしりの筋肉は、身体の中で最も筋力が高く、なおかつ持久力も兼ね備えています。

私たち人間にとって、おしりはまさに筋肉の要といえる存在です。

あまり意識したことがないと思いますが、人間は他のどんな動物よりも大きく強いおしりを持っています。筋骨隆々のゴリラでさえ、人間のおしりの大きさにはかなないません。

キリンの首が長いように、あるいはゾウの鼻が長いように、人間のおしりは大きく強い、それが人間を人間たらしめているのです。

ではなぜ、人間のおしりは大きく強く発達したのでしょう?

おしりの発達は、二足歩行と深く関わりがあります。大きく強いおしりを持っていたから二本の脚で立って歩けるようになったという説もあれば、二本の脚で立って歩くようになったからおしりが発達したという説もあります。どちらの説が真実かはわかりませんが、卵と鶏の関係と同じで、おしりの発達と二足歩行は不可分のものなのです。

おしりの発達が先か、二足歩行が先かはともかく、おしりの筋肉が衰えると、確実に二本の脚で立ち、二本の脚で歩くことが困難になります。

筋肉は実際に目にすることができないため、その衰えはなかなか自覚できません。でも、もしもあなたが「階段の上り下りがきつくなった」「以前より長い距離を歩けなくなった」「立っているのがつらくなった」「つまづきやすくなった」と感じているなら、それはおしりの筋肉が衰えてきているサインです。

かつては鋭利だったナイフも、錆びついてしまったらナイフとしての役目を果たせないように、筋肉が衰えてしまったおしりは、おしりの役目を十分に果たせなくなってしまうのです。

一方、身体はよくできていて、どこか一か所に不具合が出ると、その働きを他の箇所が補うという互助的なしくみを備えています。

おしりが十分に働かなくなっているにもかかわらず、立って歩くことができるのは、膝や腰などが本来おしりがやるべき仕事を負担しているからなのです。

連携プレイは大切ですし、すばらしいことですが、膝には膝の役割があり、腰にも腰の役割があります。一時的であるならまだしも、膝や腰が本来の仕事をこなしながらおしりの仕事を長期にわたって請け負い続けては、膝や腰はオーバーワークでやがて悲鳴をあげてしまいます。

実は、年齢を重ねることで現れる膝の痛みや腰の痛みの多くは、膝や腰がおしりの仕事を請け負ったオーバーワークによるものなのです。

痛みを感じるのは膝や腰なので、おしりは無関係と思われがちですが、膝や腰の痛みを訴えてマッサージをしてもらうと、必ずおしりを揉まれるはずです。おしりをマッサージされるのは、まさしく膝と腰の痛みにおしりが関与しているからに他なりません。

痛みのキーマン、梨状筋《りじょうきん》

おしりをマッサージされたことがある方ならご存知かと思いますが、おしりの内部には、ギューッと押されるとなんとも痛気持ちいいポイントがあります。場合によっては、押されると悲鳴をあげるほどの痛みを感じることもあります。そのポイントが、膝や腰の痛みに深く関係している筋肉、梨状筋です。

梨状筋と聞いて、ピンとくる人は少ないと思いますが、梨状筋はおしりの筋肉の一つです。

おしりの筋肉は、大殿筋、中殿筋、小殿筋といった表層にある筋肉と、外旋六筋と呼ばれる深層部にある筋肉群に大きく分けられます。

大殿筋、中殿筋の役目は、身体を支え、衝撃を吸収し、身体のバランスを取ること。私たちは当たり前に二本の脚でまっすぐに立ち、二本の脚で歩いていますが、これらの動作をするには、大きなパワーと絶妙なバランスコントロールが必要になるのです。

一方、**外旋六筋は股関節を外側に動かす外旋に関わる6つの筋肉で、主に股関節を支え、脚の小さな動きを微調整しています。**梨状筋は外旋六筋に属する筋肉で、洋梨のような形をしていることからこの名が付けられたといわれています。

表層の筋肉が大きな力を出し、深層の筋肉は微調整をしてその動きを安定させる。このように、大小異なる筋肉がそれぞれうまく連携しあうことにより、おしりは自らの役割を果たし、その力を発揮できるのです。

ところが、おしりの筋肉はとても衰えやすく（36ページで詳しくお話します）、表層にある大殿筋や中臀筋が衰え、分担された仕事が十分にこなせなくなると、深層部にある梨状筋が、その仕事を買って出てしまうのです。

おしりの筋肉

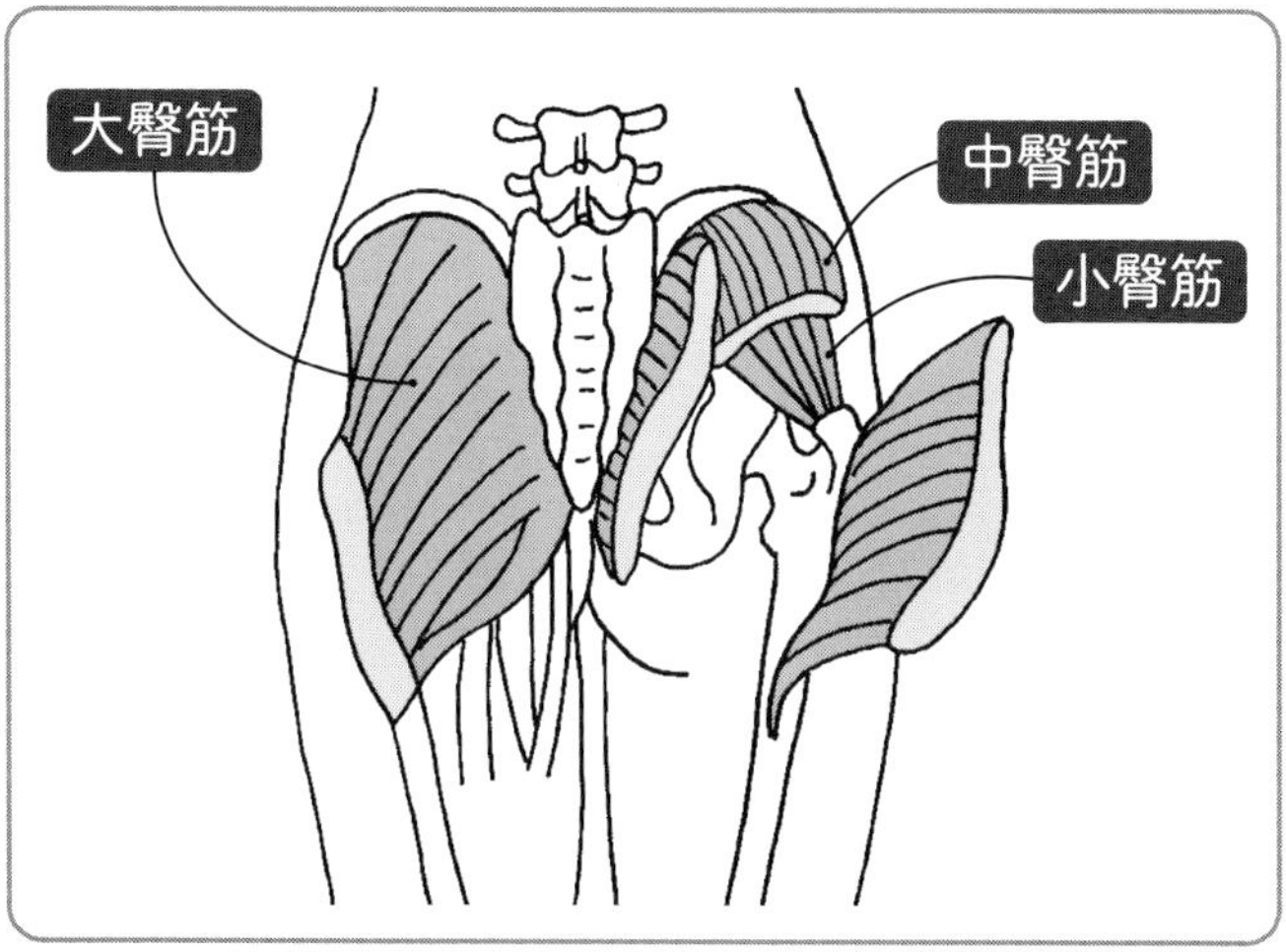

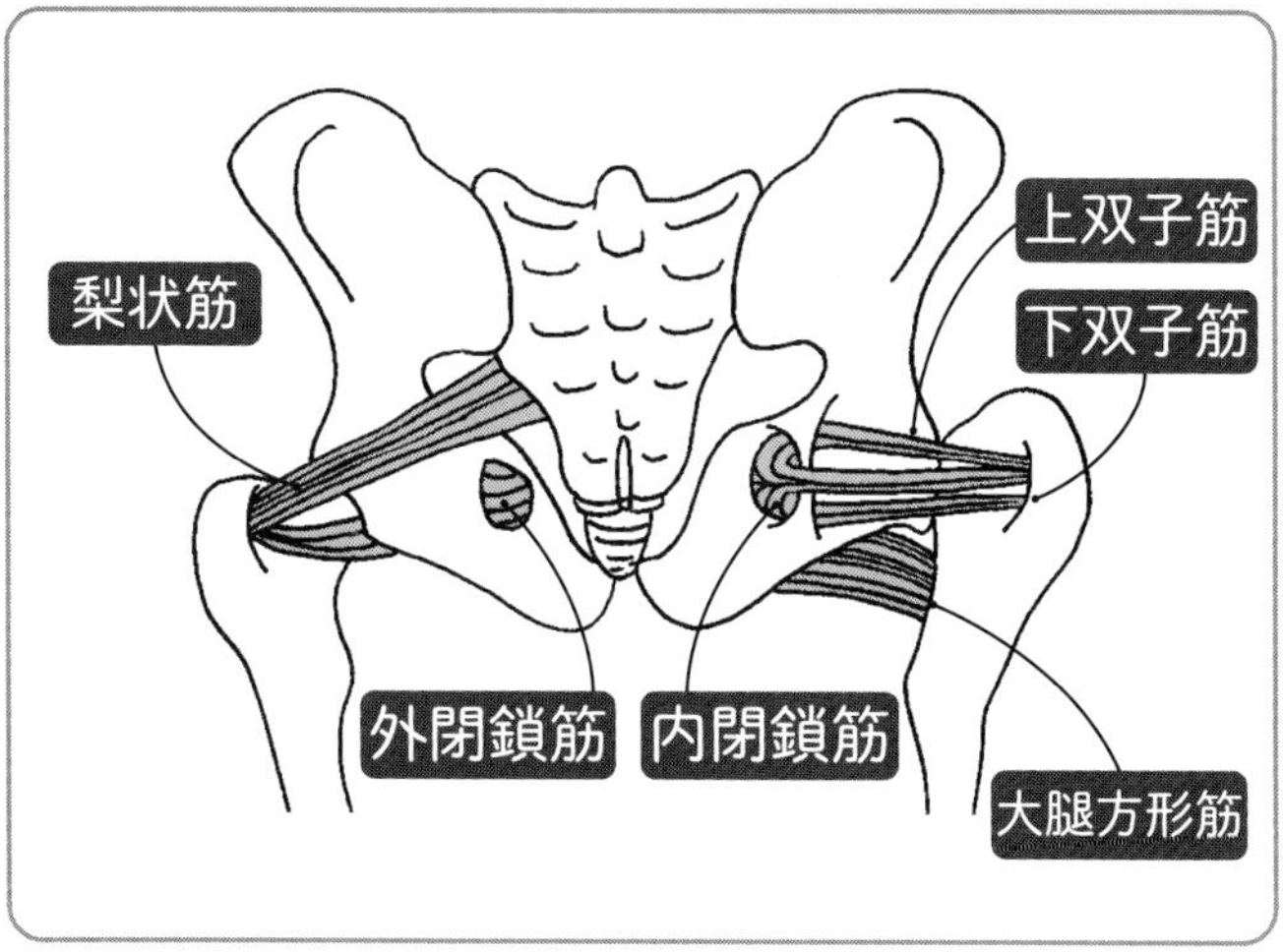

責任感が強く、働き者なのが梨状筋の取り柄ですが、梨状筋は人の拳程度の小さな筋肉です。大殿筋、中殿筋がこなすべき力仕事を一手に引き受けることには、そもそも無理があります。

当然、梨状筋はオーバーワークで硬くなってしまいます。そして梨状筋がオーバーワークで悲鳴をあげると、〝チームおしり〟でカバーしきれなくなった仕事が、おしり以外の場所、膝や腰などへと回されていくのです。

つまり、**おしりの筋肉の衰えが原因となっている膝痛や腰痛の場合、膝や腰に痛みがあらわれる以前に、梨状筋が凝って硬くなっているのです。**

おしりも凝るの？　と意外に思われたかもしれませんが、肩や首が凝るように、おしりの深層部にある筋肉、梨状筋も使いすぎると硬くなり、いわゆる「コリ」といわれる状態になるのです。

あなたのおしりは凝っている？梨状筋のコリチェック

おしりの筋肉の中で一番働き者の梨状筋は、特に凝りやすい筋肉です。

ですから、梨状筋の状態を見れば、おしりの筋肉の連携がうまくいっているかどうか、おしりが本来の機能をしっかり果たしているかどうかがわかります。

梨状筋が凝っていれば、連携がうまくいかずおしりが衰えているということ。逆に梨状筋が凝っていなければ、連携プレイができていておしりがしっかり働いているということです。


とはいえ、梨状筋は内部にある筋肉です。どうすればコリの有無を測ることができるのでしょう？

梨状筋のコリを診断する簡単な方法は、おしりの仙骨から斜め下あたりをグーで押すこと。押したときに痛気持ちよければ、それは梨状筋が凝っているということです。自分で押してもチェックできますが、誰かに押してもらったほうがよりわかりやすいでしょう。

また、中腰になったときに太腿がきつい、階段を上ったときに太腿とふくらはぎが疲れると感じる場合も、おしりの表層の筋肉が使われておらず、梨状筋に負担がかかっていると考えられます。

他にも、ちょっとした日常動作でおしりの衰えを確認することができます。27ページにチェック項目をあげたので、現在のおしりの状態を確認してみましょう。

梨状筋のコリがさらなるおしりの衰えを招く

梨状筋は働き者ですが、働きすぎて凝ってくると、さまざまな弊害を引き起こします。

おしりの衰え度チェック

おしりの筋肉がどのくらい衰えているか確認してみましょう。10個の項目で当てはまるものを選び、チェックが入った数をかぞえましょう。

1	14段以上の階段を上ると、足が上がりにくくなる	☑
2	ずっと立っているのがしんどく、電車では席が空いていたら絶対に座る	☑
3	立っているとき、同じ姿勢でいるのが辛く、左右どちらかに体重をかけて立つ	☑
4	しゃがむと太腿の前側が疲れる	☑
5	段差のないところでつまづいてしまう	☑
6	足を地面についたときに膝や腰に痛みがある	☑
7	電車やバスの車内で、ちょっとのゆれでもふらつく	☑
8	歩くことが以前と比べて遅くなっている	☑
9	長く歩くと膝や腰に痛みが出る、または違和感を感じる	☑
10	椅子に立ったり座ったりする動作がきついと感じるときがある	☑

←結果は次のページ

チェックの数が1～3個

衰え度 **30**%

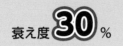

おしりの力はまだあります。でも衰えは始まっていてこのまま何もしないと、おしり力は下がっていくので気をつけましょう。

チェックの数が4～5個

衰え度 **50**%

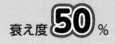

おしりの力は中程度です。おしりの筋肉の衰えが進んでいるため、以前とちょっと違うな？ということを感じるかもしれません。

チェックの数が6～7個

衰え度 **70**%

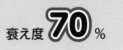

おしりの力がかなり衰えています。おしりを鍛えないと、膝や腰などに何らかの不調が出てくる可能性がとても高いです。

チェックの数が8～10個

衰え度 **90**%

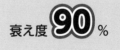

おしりの力がなく、日常生活に支障が出ている、または出始めているかもしれません。本書のエクササイズでおしりを鍛えましょう。

まず、梨状筋の下には座骨神経という神経が通っており、梨状筋が凝るとこの座骨神経を圧迫します。坐骨神経が圧迫されれば、腰や太腿に痛みが生じます。最近耳にする「梨状筋症候群」とは、梨状筋のコリによって座骨神経が圧迫されて、おしりや太腿にかけてビリビリとしたしびれを伴う痛みが慢性的に続く症状です。

神経性の痛みはそれだけでも辛いものですが、**梨状筋が凝っていると、さらに困ったことに、おしりの大殿筋や中殿筋はさらに衰えてしまうのです。**

梨状筋が凝るのは、大殿筋や中殿筋の衰えが原因なのに、その原因が解消されないままでは、梨状筋の負担はますます大きくなってしまいます。

これでは梨状筋は凝り固まっていく一方ですし、大殿筋や中殿筋も衰えていく一方です。

なぜ、こうした悪しきループが起こるのか。

それには腸骨筋という筋肉が深く関係しています。

腸腰筋

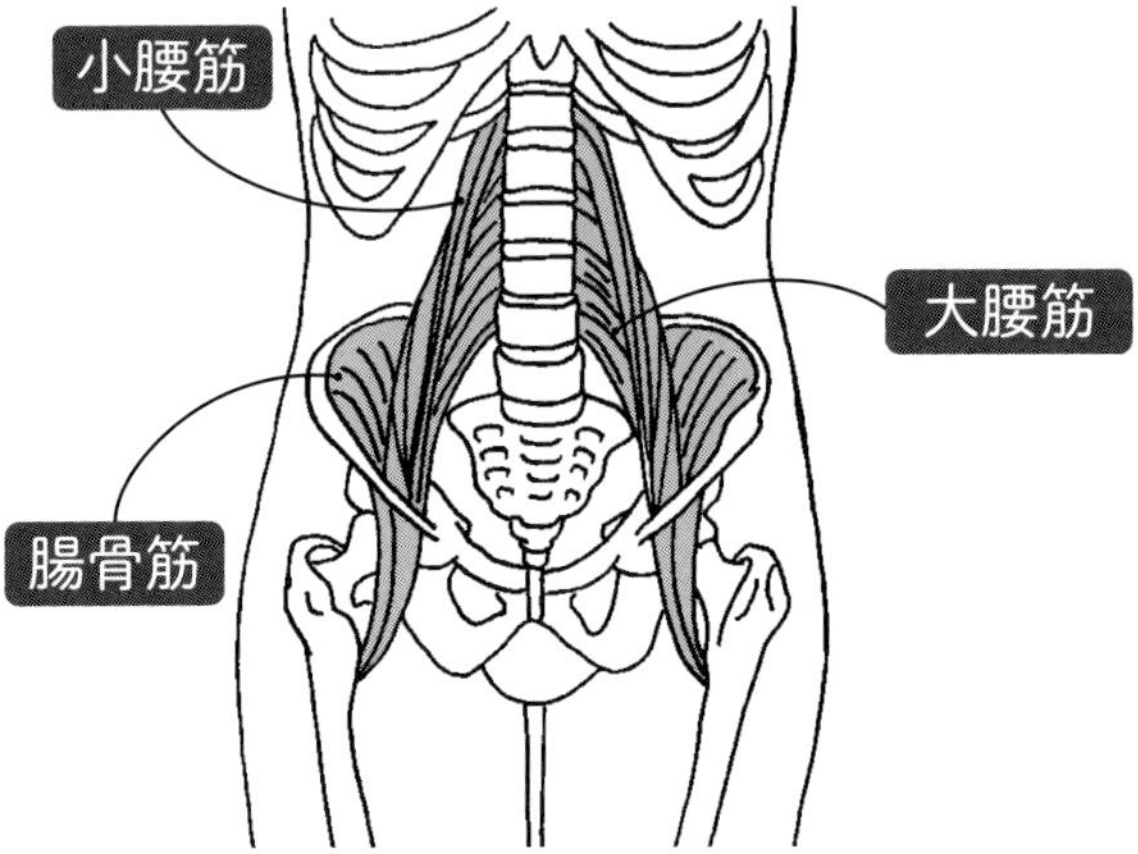

腸骨筋は、大腰筋、小腰筋とともに腸腰筋と呼ばれる股関節前面深層筋群を構成する筋肉で、骨盤内側から内腿の付け根に伸びています。

腸骨筋はおしりの筋肉と対になって骨盤の傾きをコントロールしており、腸骨筋が弱いと骨盤の前面が不安定になり、おしりの筋肉が発達しないのです。

第2章で詳しく説明しますが、おしりの筋肉が衰えるそもそもの原因は腸骨筋の衰えです。

腸骨筋が強ければ、おしりの筋肉にスイッチが入り、おしりが発達するのですが、

腸骨筋は太腿を垂直に、そして水平以上に上げることが少ないと発達しにくいのです。

とはいえ、日常生活で太腿を水平以上に上げる機会はほとんどありませんよね。歩くときはもちろん、階段を上るときですら、太腿が水平以上に上がることはありません。つまり腸骨筋は非常に衰えやすい状況にあり、実際、腸骨筋が衰えている人は非常に多いと考えられます。

おしりを強くするには腸骨筋を鍛えることが必要であり、腸骨筋をダイレクトに鍛えるには太腿を水平以上に上げるトレーニングが必須です。

ところが、梨状筋が凝っていると、太腿を水平以上に上げる運動がスムーズにいかなくなるのです。

太腿を持ち上げるとき、身体の内部では、腸骨筋が大腿骨を引き上げるという動きと、大腿骨の先端、大腿骨頭が股関節の中に滑り込むという動きが、連鎖的に起こっています。大腿骨頭が股関節の中に滑り込む動きは「後方滑り運動」と呼ばれ、この

「後方滑り運動」がスムーズであれば、太腿は楽に上がります。

しかし、股関節を支える筋肉、梨状筋が凝っていたらどうでしょうか。

梨状筋のコリが、股関節の滑り込みをブロックしてしまい、大腿骨頭は十分に股関節の中に滑り込むことができなくなります。

このように「後方滑り運動」が阻害されると、太腿を上げにくくなり、腸骨筋を鍛えることができなくなるのです。

おしりが衰えてしまうのは、もともと腸骨筋の衰えが原因ですが、おしりの衰えによって梨状筋が凝ると、腸骨筋を鍛えにくい状況をつくり、さらにおしりの衰えを助長させてしまうのです。

第2章

おしりがほぐれると
おしりが鍛えられる

二つの筋肉「推進筋」と「抗重力筋」

第1章で大殿筋、梨状筋、腸骨筋といった、いろいろな筋肉の名前が出てきたので、ここで人間の身体を構成する筋肉のお話をしておきましょう。

少し専門的になりますが、おしりの働きを理解する上で欠かせないことなので、どうぞおつきあいください。

人間の筋肉は、抗重力筋と推進筋の二つに分類されます。

抗重力筋も推進筋も筋肉の働きを示すもので、大殿筋や梨状筋のように特定の場所にある筋肉を指す名称ではありません。

抗重力筋は文字通り重力に抗うための筋肉です。主に身体の深層にあり、身体を垂直方向に持ち上げる、関節を安定させ衝撃を吸収する、バランスをコントロールするという三つの働きを担っています。

推進筋は、身体を大きく速く動かすための筋肉です。主に身体の表層にあり、走る、跳ぶといったダイナミックな動きやスピーディな動きを生み出します。

抗重力筋は推進筋が進化したものです。

私たち人間は、他の動物に比べ抗重力筋が発達したからこそ、二本の脚で立ち、歩くことができるのです。私たちが身体を自由に動かすことができるのは、抗重力筋と推進筋の二つの筋肉があるからなのです。

梨状筋も大殿筋もおしりの筋肉はすべて抗重力筋に分類されます。骨盤の前側にあり骨盤をコントロールしている腸骨筋も抗重力筋に含まれます。

腸骨筋とともに腸腰筋を構成する大腰筋は推進筋です。

同じ筋肉群ではあるものの、大腰筋は脚を上げたり、姿勢を保持するメインの筋肉ではないのです。その主力となる筋肉は第1章でご紹介した腸骨筋です。

この腸骨筋は、一般的にはあまり知られていないのですが、強力な力を発揮します。

ちなみに小腰筋は腱のように細い筋肉で、小腰筋を持たない人も半数近くいるといわ

れています。（30ページ参照）

おしりの発達にかかせない骨盤の傾き

抗重力筋は「重力を感じる」こと、つまり地面に立ったり、歩いたりすることで発達します。宇宙から地球に帰還した宇宙飛行士がすぐに立ち上がることができないのは、無重力空間にいたことで抗重力筋が衰えてしまったためです。

抗重力筋はとても衰えやすい筋肉で、宇宙に行かなくても、数日動かず寝たままでいると体重の負荷がかからず、すぐに衰えます。また、デスクワークで座ってばかりいることでも、負荷が少なくなりおしりの筋肉は衰えやすくなりますし、腸骨筋も走ったりなど、太腿が水平以上に上がらない生活が続けば衰えます。

そして抗重力筋は、人間の身体にある感覚センサーとつながっています。

たとえば、片脚立ちをする場合には、足裏の感覚センサーが床と接している部分の情報を吸い取り、感覚神経がその情報を脳に送ります。そして脳は、床に対してどう力を働かせるかの指令を身体中の抗重力筋へと出すことで、身体のバランスを調整しているのです。

抗重力筋はこの感覚センサーに刺激が入らないと発達しないという特徴があります。おしりの筋肉の場合、筋肉内の感覚センサーの反応は骨盤の傾きによって変わります。骨盤が後傾しているとそのセンサーに刺激が入りにくくなり、前傾していると刺激が入りやすくなるのです。

そのため、おしりの筋肉を発達させるには、骨盤がある程度前傾していることが重要になるのです。

いわば、骨盤はおしりのスイッチのようなもの。骨盤が前傾していればおしりのスイッチはオン状態になりおしりの筋肉が発達し、骨盤が後傾するとおしりのスイッチはオフ状態になりおしりが発達しにくくなるのです。

腸骨筋が骨盤の傾きを決める

おしりのスイッチともいえる骨盤を支えているのは、抗重力筋である腸骨筋とおしりの筋肉群です。特に、**おしりが発達する条件となる骨盤前傾の状態をつくるのは、骨盤の前側にある腸骨筋です。**

腸骨筋はおしりの筋肉ではありません。しかし骨盤の傾きを決め、おしりの発達に強い影響を及ぼす筋肉なのです。おしりが使えるかどうか、おしりが発達するかどうかは、まさに腸骨筋にかかっているのです。

「腸骨筋という筋肉の名前を初めて聞いた」という方がほとんどだと思うので、もう少し腸骨筋についてお話しします。

腸骨筋は人間にとって非常に大切な筋肉で、もし腸骨筋が切れてしまったら、私たちは二足で立つことができなくなります。立つことができなくなれば、当然歩くこともできなくなります。

大腰筋や小腰筋は、腸骨筋と一緒に腸腰筋を構成する筋肉ですが、これらの筋肉に関しては、万一切られても、歩くことができるといわれています。ただし、大腰筋は動きに関わる推進筋ですから、大腰筋が使えなくなると、素早く後方から脚を前方に振り出すことができないため、ゆっくりしたスピードでしか歩けません。

腸骨筋もおしりも左右にありますが、右の腸骨筋は左のおしりと、そして左の腸骨筋は右のおしりと、それぞれ連動して動きます。そのため右の腸骨筋が弱い人は左のおしりの負担が大きくなり、左の腸骨筋が弱い人は右のおしりの負担が大きくなります。このように関連しあっているのです。

身体はさまざまなパーツから構成されていますが、身体はひとつながりであり、それぞれのパーツが互いに影響しあっているのです。

腸骨筋が弱くなると巡り巡って、梨状筋が凝り、膝や腰に痛みが出てしまいます。

逆に腸骨筋が強ければ、骨盤は前傾した状態を保つことができ、おしりの筋肉も衰

えることはありません。つまり梨状筋も凝ることはなく、膝や腰に痛みが出ることもないのです。

タイプ別、おしりの発達度

骨盤の傾きは、おしりの筋肉の発達を左右し、おしりの形状にも影響を及ぼします。

一人として同じ顔の人がいないように、一つとして同じ形のおしりもありません。私は骨盤の傾きの差によって、「あひるタイプ」「洋梨タイプ」「扁平タイプ」「なだれタイプ」の四つのタイプにおしりを分類しています。

体の後ろ側にあり、なかなか見ることができないので、自分のおしりがどんな形なのか意識していない人は多いかもしれません。ですが、おしりの形を知ることは、おしりが機能しているかどうかを知ることであり、ひいては全身の状態を把握することにもつながります。ぜひ、ここで現時点の自分のおしりの形を確認しておきましょう。

【おしりのタイプ診断】

①まず、壁を背にし、身体が壁に触れない程度の距離に立ちます。
②両足はこぶし1個分開き、つま先は立ちやすい方向に向けます。
③そのまま後ろ向きで壁に近づき、身体の一部が壁に触れた時点で止まります。

おしりのタイプは③で止まったとき、身体のどの部分が壁に触れているかによって次のように診断できます。

おしりだけ壁についた場合は、「あひるタイプ」。

背中とおしりが壁につき、腰と壁の間に手の平が入る程度の隙間がある場合は、「洋梨タイプ」。

背中とおしりが壁につき、腰と壁の間に隙間がほとんどない場合は「扁平タイプ」。

おしりは壁に触れず、背中だけが壁につく場合は、「なだれタイプ」。

あなたはどのタイプでしたか？

ご自分のタイプを確認したところで、それぞれどんな特徴があるのか見ていきましょう。

あひるタイプ

骨盤が前傾していて、おしりの筋肉がプリッと発達し、おしりと太腿の境目がくっきりしている。背骨は、ゆるやかなS字カーブを描いている。ただし、おしりが外側に広がりやすい。

洋梨タイプ

骨盤はやや前傾しているが、おしりがたるみやすく、おしりと太腿の境目があいまい。背骨のラインはきつめのS字を描き、猫背になっていることが多い。

扁平タイプ

骨盤が後傾していて、おしりのふくらみはほとんどない。背骨のラインがほぼまっすぐになっている。

なだれタイプ

骨盤が後傾し、さらに前に移動しているため、おしりのふくらみがまったくといっていいほどない。背中が丸まり猫背になっている。

おしりの発達度は、あひるタイプが一番高く、次に洋梨タイプ、扁平タイプと続き、一番低いのがなだれタイプです。

おしりが発達しているあひるタイプはアフリカ系の人に多く見られます。世界的に名の知れたアフリカ系のアスリートのおしりは、骨盤が前傾していておしりの発達度が高いタイプです。おしりが発達すると、その他の筋肉も効率よく使えるようになり、

おしりの4タイプ

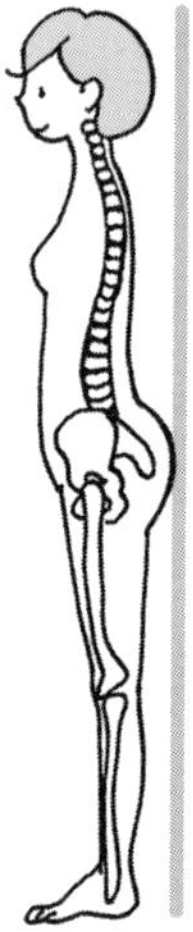

あひるタイプ

おしりだけが壁につく

特徴

- 骨盤が前傾している
- おしりと太腿の境目がはっきりわかる
- 背骨がゆるやかなS字カーブ

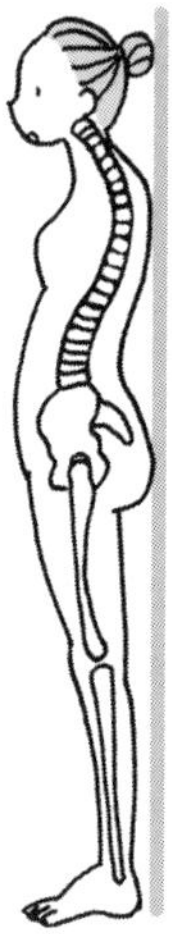

洋梨タイプ

背中とおしりが壁につき、腰と壁に手の平が入る

特徴

- 骨盤はやや前傾
- ややたるみがあり、太腿との境目があいまい
- 猫背が多い

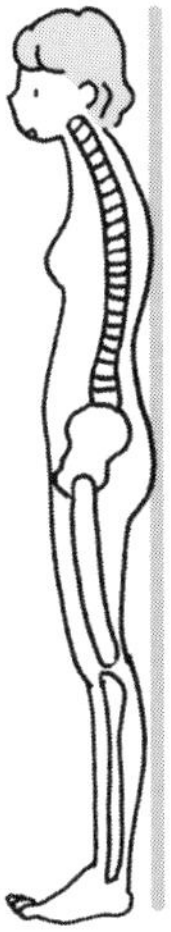

扁平タイプ

背中とおしりが壁につき、腰と壁の隙間がほとんどない

特徴

- 骨盤が後傾
- おしりのふくらみがほとんどない
- 背骨のラインがほぼまっすぐ

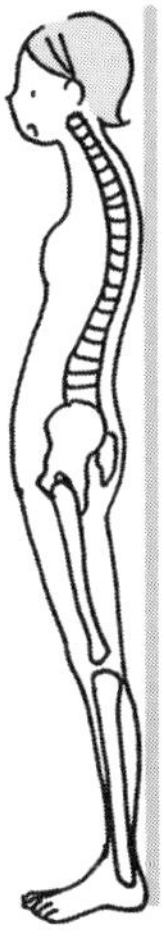

なだれタイプ

背中だけが壁につき、おしりはつかない

特徴

- 骨盤が後傾
- おしりのふくらみはまったくない
- 背中が丸まり、猫背

必要とされる動作の精度が磨かれ、その結果としてパフォーマンスが向上するのです。

あひるタイプは、骨盤がしっかり前傾しており、おしりの筋肉内にある感覚センサーの感度が非常に高い状態になっています。そのため、歩く、立つといった日常生活のちょっとした動作がそのまま刺激となります。特にトレーニングをしなくても、普通に生活しているだけでおしりをさらに発達させることができる、四つのおしりタイプの中で、最も理想に近いおしりといえます。

次に洋梨タイプと扁平タイプですが、日本人にはこの二つのタイプが多く見られます。

洋梨タイプは、骨盤が前傾気味ではありますが、この前傾は猫背による背骨の変化によるものです。あひるタイプのように、腸骨筋の働きによって前傾しているわけではありません。背骨のカーブラインの関係で少し前傾しているだけであり、実際にはおしりの感覚センサーへの刺激が少なく、おしりは十分に働いていていません。

猫背で反り腰のため、腰はもちろん、首や肩にも痛みが出やすくなるのです。

扁平タイプは、おしりがほとんど使われていない状態です。身体のラインにメリハリがなく、おしりが衰える年配の方に多いのですが、実はこの扁平タイプは、近年、若い世代の人にもよく見られます。

特に、手足が長く、身体に厚みがなく、モデルのようにスラリとしている人に多く見られます。脚が長いのはカッコいいのですが、脚が長い分、脚を上げづらく、腸骨筋が鍛えにくいためおしりの筋肉が退化しやすいのです。

おしりの筋肉が弱いと、バランスを崩したときの姿勢を回復する力が低くなり、ケガのリスクが高くなります。若いうちはなんとか踏ん張れていても、年を重ねれば、全身の筋力が低下していくので、転倒のリスクは一層高まります。

扁平タイプは、そのままにしておけばやがてなだれタイプに移行していきます。なだれタイプはほとんどおしりの筋肉が使えない状態であり、扁平タイプ以上に転倒しやすくなり、ケガもしやすくなります。

おしりは変えられる！

骨盤は、仙骨と尾骨、そして左右の寛骨で構成される骨格です。

筋肉は鍛えることで大きくすることができますが、骨格の形や作りは変えることはできません。

骨盤は骨格ですから、当然、形や作りを変えることはできません。

私は、大学時代に陸上をやっており、競技大会などで身体能力の高いアフリカ系の選手を会場で見るたびに、彼らのあひるタイプのおしりを眺め「骨格が違うんだから仕方ないよな」とため息をついたものでした。

おそらく、この本を読んでくださっている人の多くが、自分のおしりのタイプを確認したとき、「骨格が違うんだから仕方ない」と思ったことでしょう。

アフリカと日本とでは生活環境が大きく異なります。生活環境は当然身体の発達にも影響を及ぼします。

アフリカには大平原が広がり、そこに住む人は狩猟をして、命の糧にしていました。獲物を追ったり、獲物の反撃から逃れたりするには、速く走る能力が必要です。そして、速く走るには地面を蹴るおしりの力と、足を前に振り出す大腰筋の力が欠かせません。おそらくアフリカ系の人たちは、命をつなぐために自然と二つの力を発揮させるために腸骨筋を発達させたのでしょう。

一方、日本は海に囲まれた島国で、広い平野はあまりありません。主に農耕によって食糧を得てきたので、速く走る必要はなく、腸骨筋もおしりも発達しなかったと考えられます。

これはあくまでも私の推論ですが、このように考えれば、人種によるおしりの形や身体能力の違いについて説明がつきますよね。

環境の違いによって、身体の発達や能力には差異が生じます。そして、それらの差異はＤＮＡとなって子孫に引き継がれていきます。アフリカ系の人たちにはアフリカ系の人のＤＮＡが、日本人には日本人のＤＮＡが引き継がれていきます。

アフリカ系の人は、腸骨筋が強いから骨盤が前傾し、おしりが発達しやすく、あひるタイプの人が多くなり、日本人は、腸骨筋が弱く骨盤が後傾しがちで、おしりが発達しにくいため、洋梨タイプ・扁平タイプが多いというわけです。

人種的な要素が関係しているとなると「諦めるしかない」と思われるかもしれませんが、そんなことはありません。

骨盤のつくりは、人種によらず皆同じです。アフリカ系の人も、日本人も同じパーツによって同じように構成された骨盤を持っているのです。

先ほど説明したように、おしりのタイプを分けているのは、骨盤そのものではなく、骨盤のポジションです。

骨盤が前傾しているとおしりが発達しやすく、骨盤が後傾しているとおしりが発達しにくい。それだけのことです。

おしりを発達させたいなら、骨盤を前傾させればいいのです。

骨盤は、腸骨筋が強くなることで自然と前傾していきます。

環境によって生じたアフリカ系の人と日本人の身体の違いは、骨格ではありません。両者の違いは腸骨筋の強さです。腸腰筋の強さの違いが、骨盤のポジションを決め、おしりのタイプに違いをもたらしているのだと考えられます。


筋肉は鍛えることで強くすることができます。たとえ生まれ持った筋肉が弱くても、鍛えていけば強化できるのです。

腸骨筋を鍛えさえすれば、後ろに傾いていた骨盤を前へと傾かせ、骨盤のポジションを変えることは可能です。つまり、腸骨筋を鍛えれば、おしりにスイッチが入り、おしりが発達しやすくなって、おしりのタイプを変えることができるのです。

最短ルートでおしりにスイッチを入れる

腸骨筋を鍛えて強くすれば骨盤が前傾し、おしりは発達します。

おしりの筋肉は身体の要だけに、できれば効率的に、最短ルートで鍛えたいですよね。

最短ルートで効率よく鍛えるなんていう「虫のいい話はない」というのがトレーニングの常識ではありますが……腸骨筋に関しては裏技があるのです。

その裏技とは、腸腰筋を鍛える前に、梨状筋のコリをほぐすことです。

目的の場所を鍛える前に、別な場所のコリをほぐすなんて、いかにも回り道をしているように感じられるかもしれません。しかし、「急がば回れ」といわれるように梨状筋をほぐすという一手間をかけることによって、腸骨筋を鍛えるエクササイズの精度が上がり、グンと効果が出やすくなるのです。

梨状筋がほぐれると太腿がスムーズに上がるようになり、腸骨筋を効率よく鍛えることができます。腸骨筋が鍛えられると、骨盤が前傾し、おしりが衰えていく負のループからおしりが発達していくプラスのループへと切り替わるのです。

骨盤が前傾すると感覚センサーが反応しやすくなり、おしりの筋肉は日常動作の中で自然に使われるようになります。そして、立つ、歩く、階段を上るといった日常の動作がそのままおしりの筋肉を発達させるエクササイズになるのです。

梨状筋のコリをほぐすのも、腸骨筋を鍛えるのも、簡単なエクササイズで可能です。「エクササイズなんて大変そう」「私には無理」と思われる方がいるかもしれませんが、本書でご紹介するのは誰にでも、どこでも、道具なしでできる簡単なものばかりです。

もちろん時間もかかりません。どんなに効果があっても、時間がかかるエクササイズは続けてもらえないので、本書では簡単なだけでなく、短時間でできることも重視しました。

第3章では梨状筋のコリをほぐすエクササイズを、第4章では腸骨筋および大腰筋を鍛えるエクササイズをそれぞれご紹介します。

梨状筋のコリをほぐすことによって、腸骨筋を鍛えやすくなり、おしりが発達しやすくなるのですが、梨状筋のコリをほぐすだけでは、おしりを鍛えることはできません。

梨状筋のコリをほぐすエクササイズは、あくまで腸骨筋のエクササイズの効果を上げるためのものです。ですから、エクササイズは必ず3章と4章からそれぞれ一つずつ選んで行ってください。

梨状筋をほぐすことと、腸骨筋を鍛えることは二つで一つなのです。この二つのエクササイズをセットで取り組むことによって、オフだったおしりのスイッチが最短ルートでオンになるのです。

おしりのスイッチがオンになれば、おしりは必ず変わります。

すぐに変化はあらわれなくても、続けていくことで1か月後、3か月後のあなたは確実に変わります。

どう変化していくかは、エクササイズを実行することによってあなた自身が実感すること。その変化を大いに楽しんでいただければと思います。

では、さっそくエクササイズをはじめましょう。

第3章

コリをほぐす！
梨状筋エクササイズ

梨状筋エクササイズ❶

上半身を使って股関節を深く曲げることで
梨状筋をほぐす

1 椅子に浅めに座り骨盤を立てる

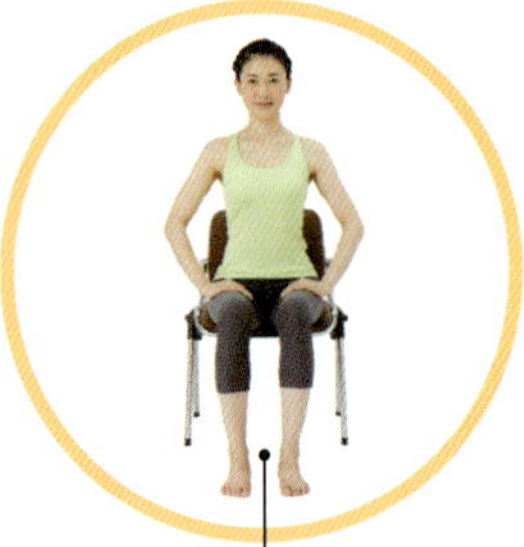

足幅はこぶし
1個分あける

上半身は胸を張り
お腹は軽くへこま
せる

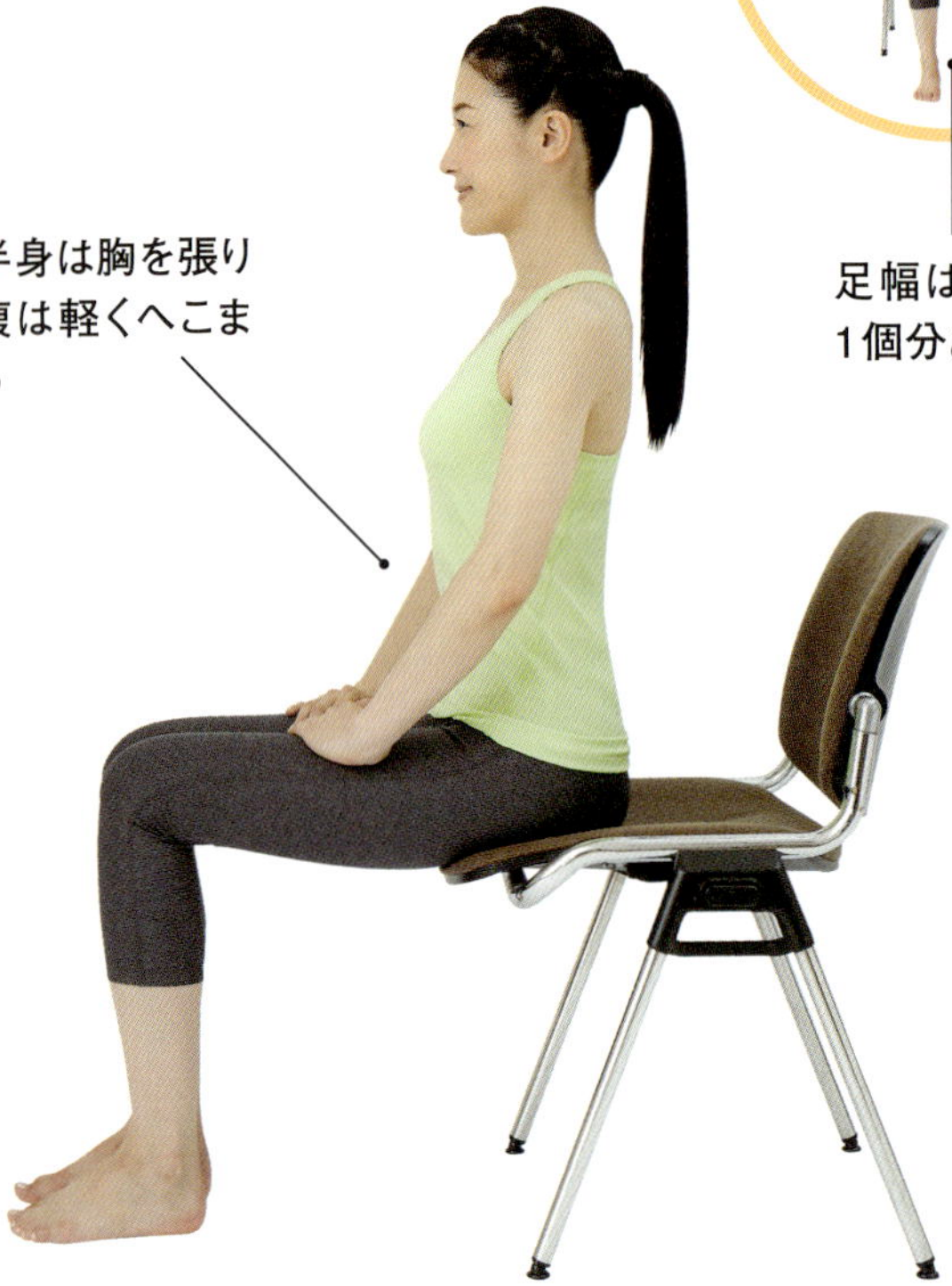

2 上半身を脚の付け根から曲げるイメージで前に倒す

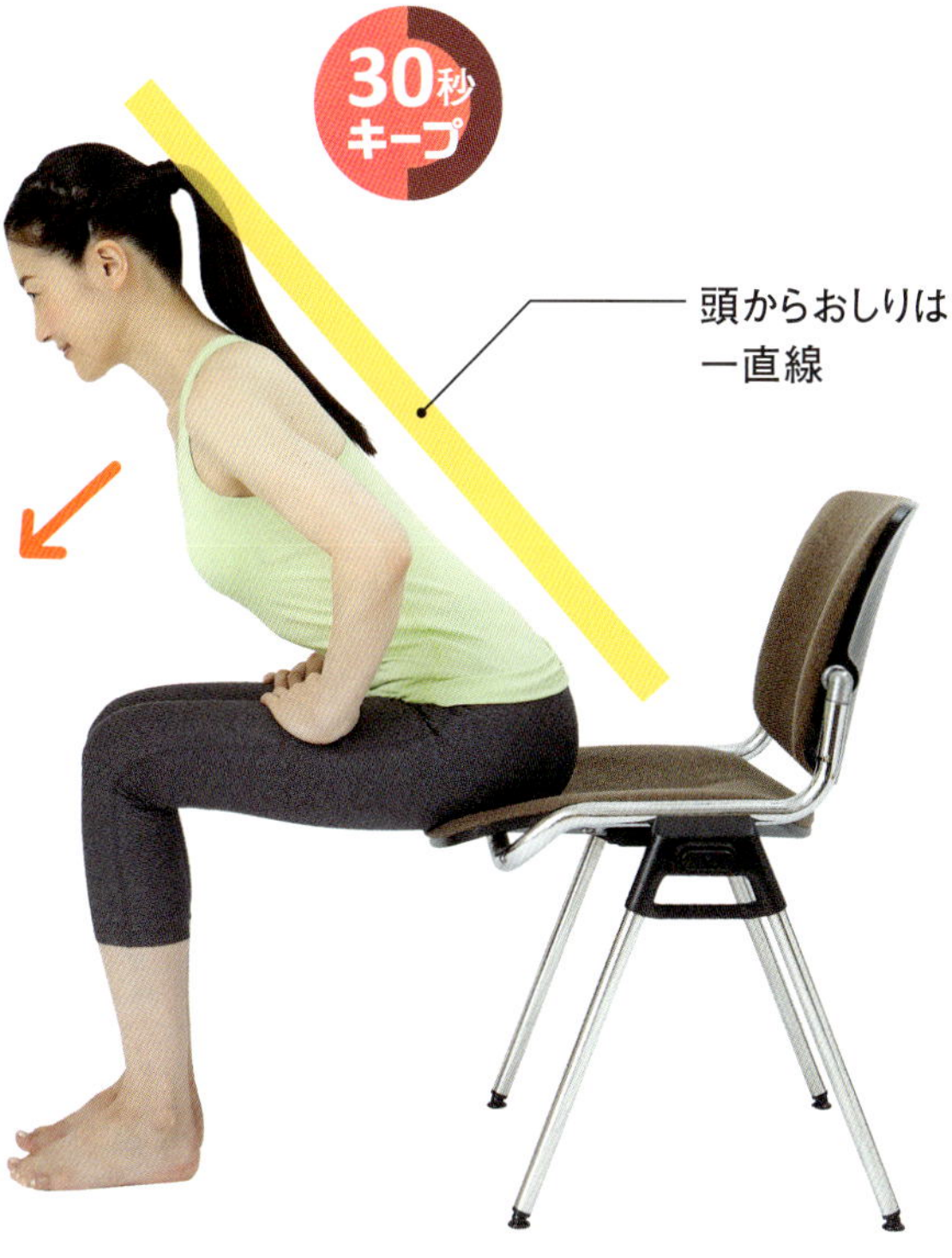

POINT

- 背中が丸まらないように胸をしっかりと張る
- 首の力はできるだけ抜く
- 左右の股関節を脚の付け根から、均等に曲げていく

梨状筋エクササイズ②

脚をまっすぐに伸ばした状態で
股関節を曲げながら梨状筋をほぐす

1 椅子に浅めに座り 脚をまっすぐに伸ばして、 つま先を立てる

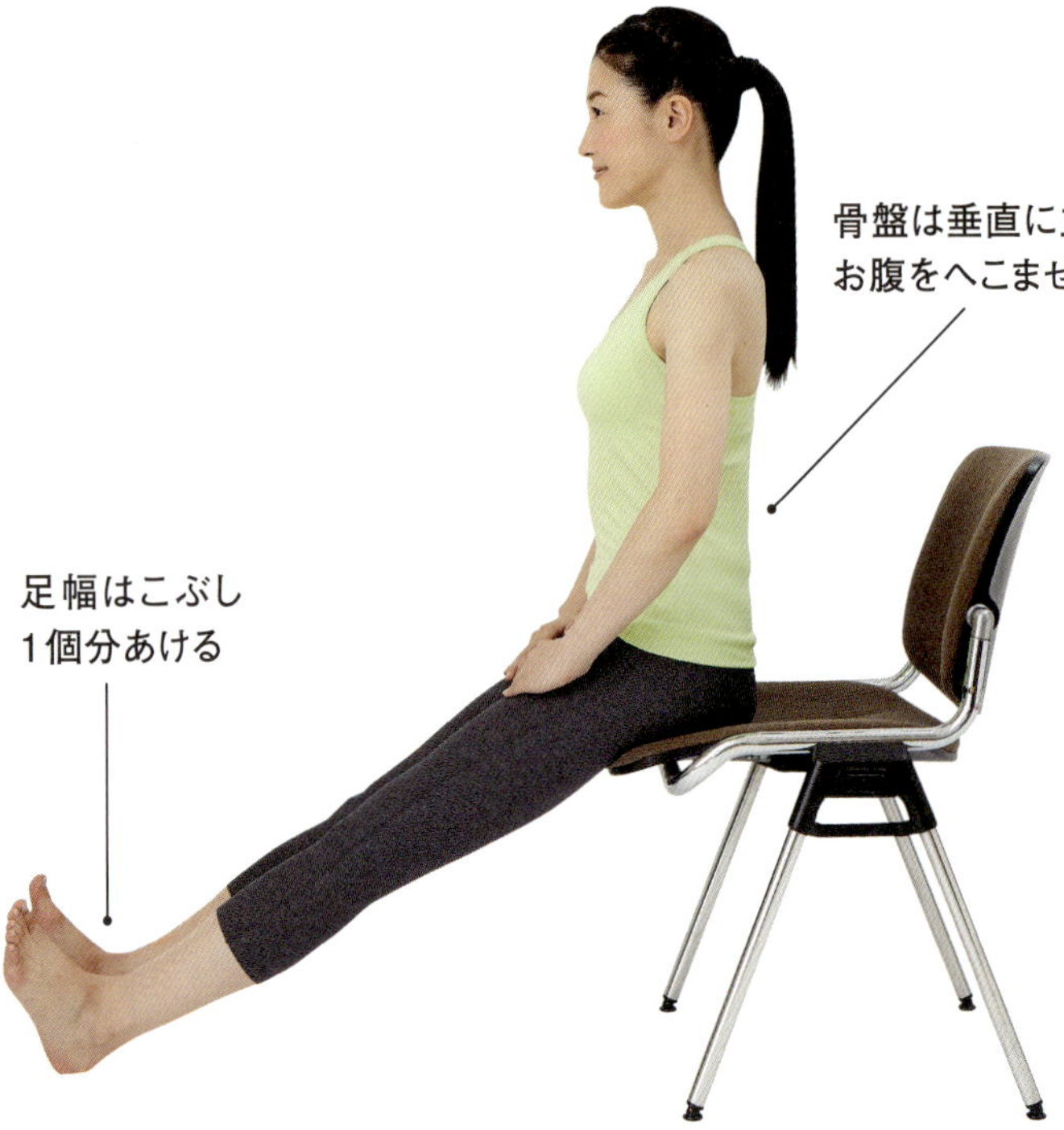

骨盤は垂直に立て、
お腹をへこませる

足幅はこぶし
1個分あける

2 胸を張ったまま股関節から上半身を前方に倒す

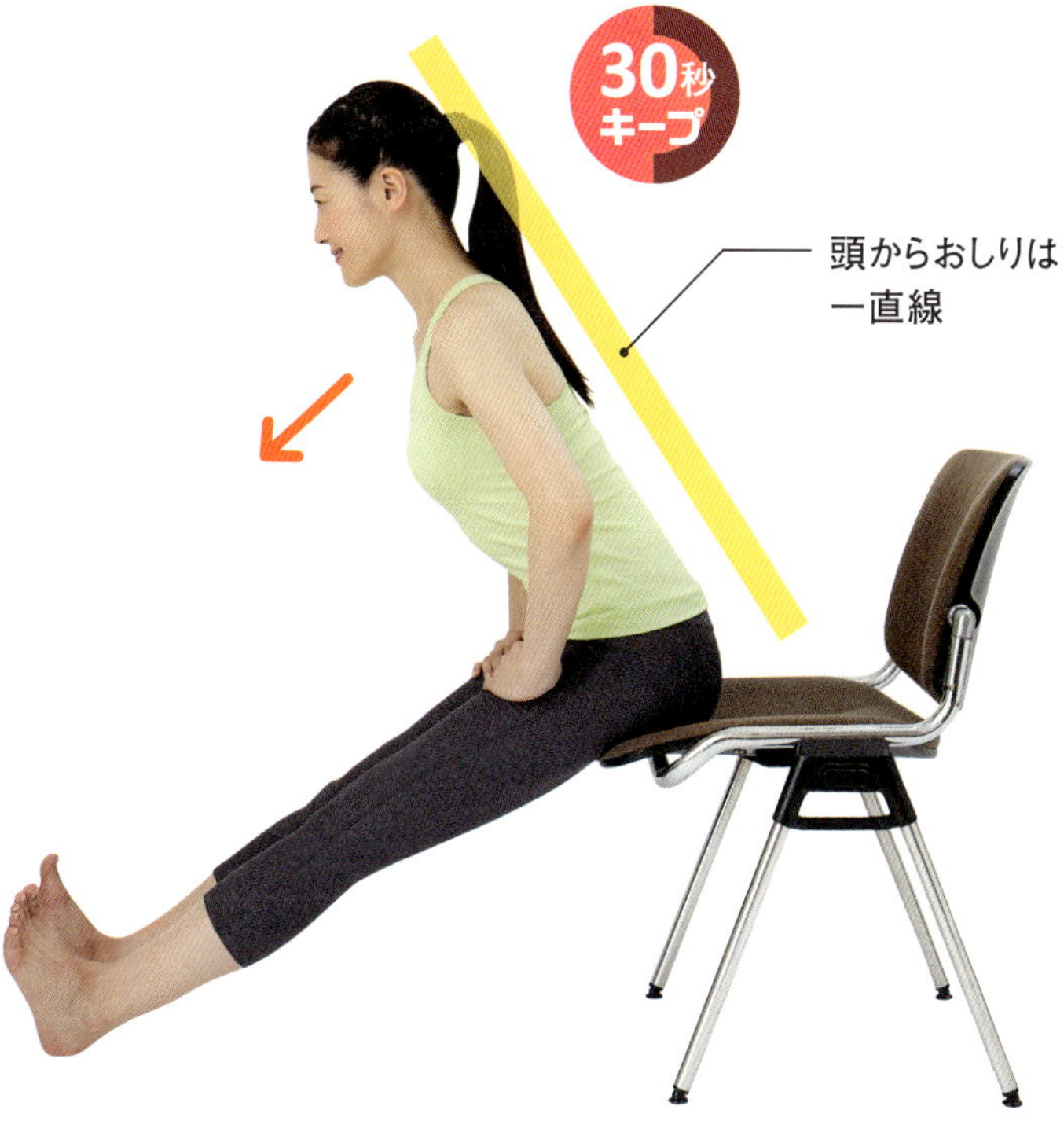

POINT

- つま先は常に足首が90度になるように立てる
- 脚の付け根の股関節を曲げる
- 上半身は胸をしっかりと張り、お腹はへこませる

梨状筋エクササイズ❸

股関節を外側・内側に捻ることで
梨状筋をほぐす

1 椅子に浅く座り、脚をまっすぐに伸ばす

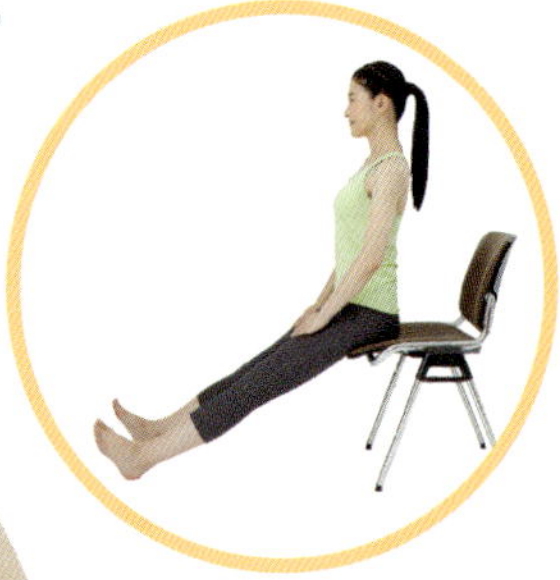

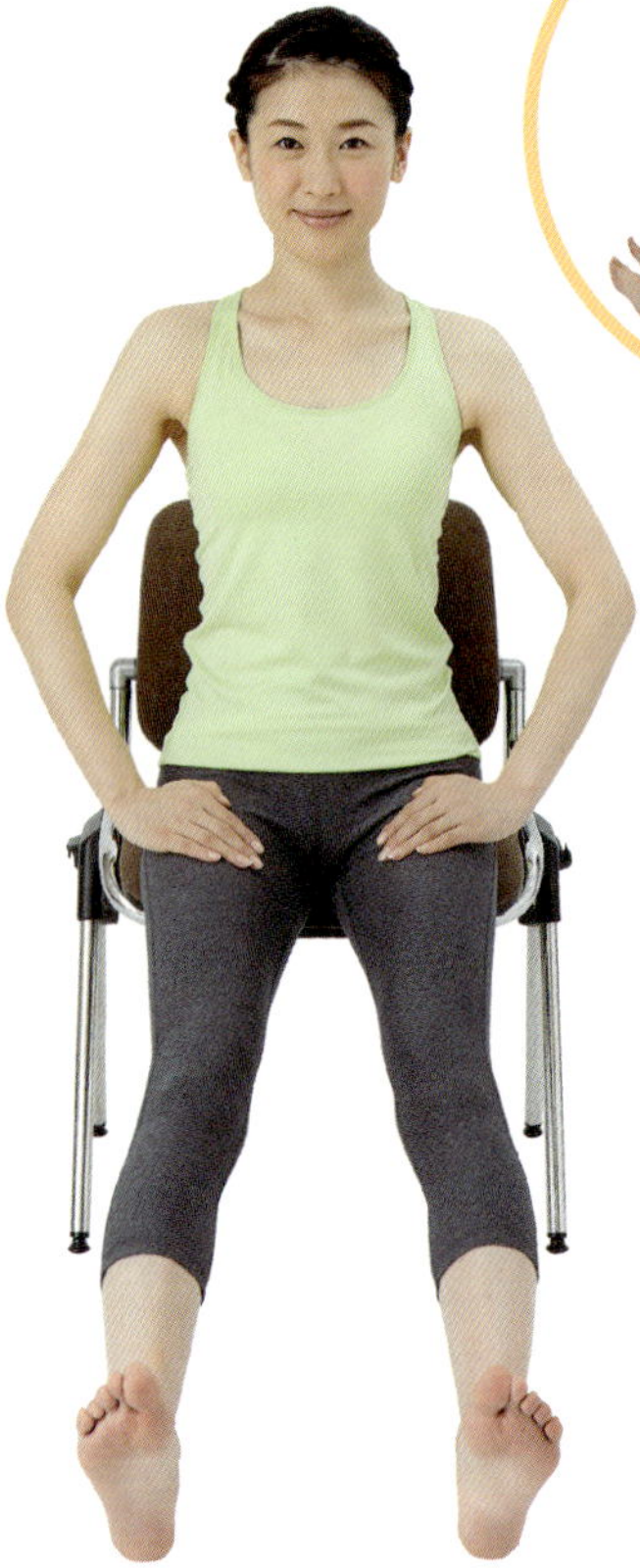

2
膝とつま先を最大限、外側へ向ける

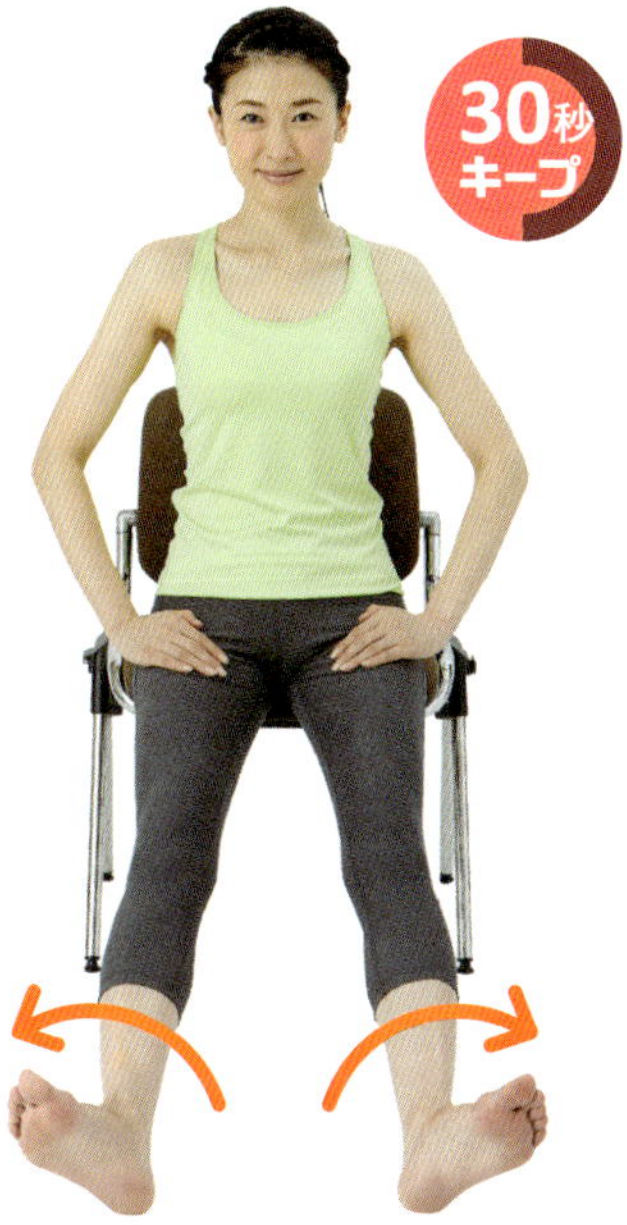

3
膝とつま先を最大限、内側に向ける

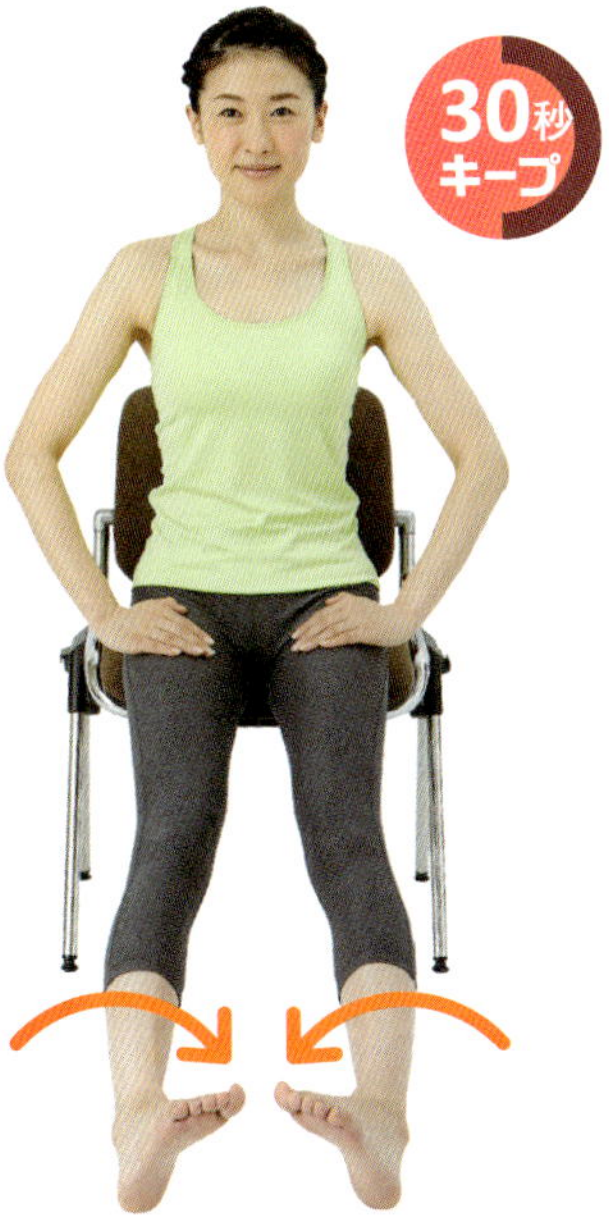

2・3交互 × 3セット

POINT

- 脚を外側・内側に向けたとき、向き方に左右差がないかを確認しながら行う
- 脚の付け根の股関節から動かすように行う
- つま先の動きより膝の動きを意識する

梨状筋エクササイズ④

横向きに寝たまま股関節を曲げて
梨状筋をほぐす

1 横向きに寝て、腕枕で頭をささえる

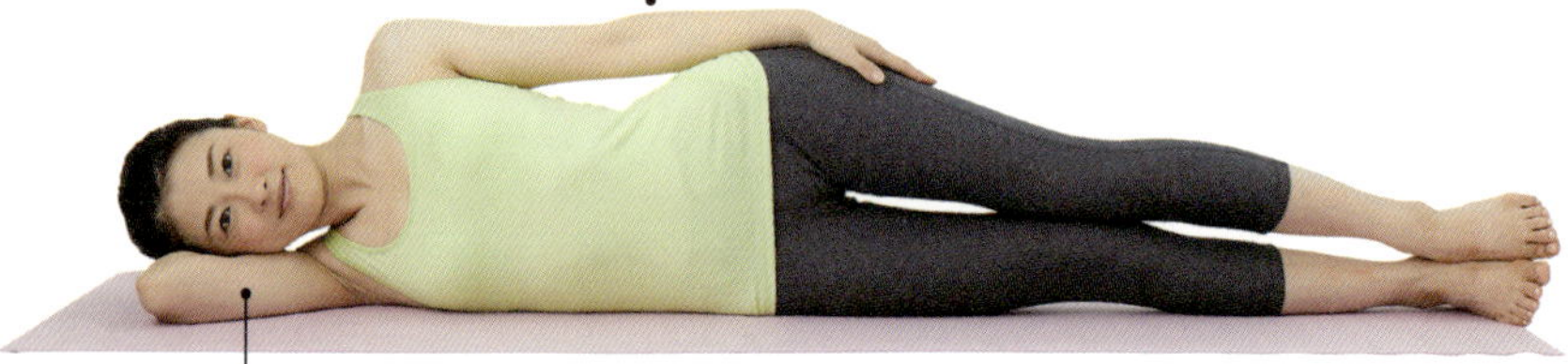

胸を張り、手は横に

腕枕が辛いときは
枕でもOK

2 上半身の姿勢はそのままで股関節を90度曲げる。反対の面も同様に行う

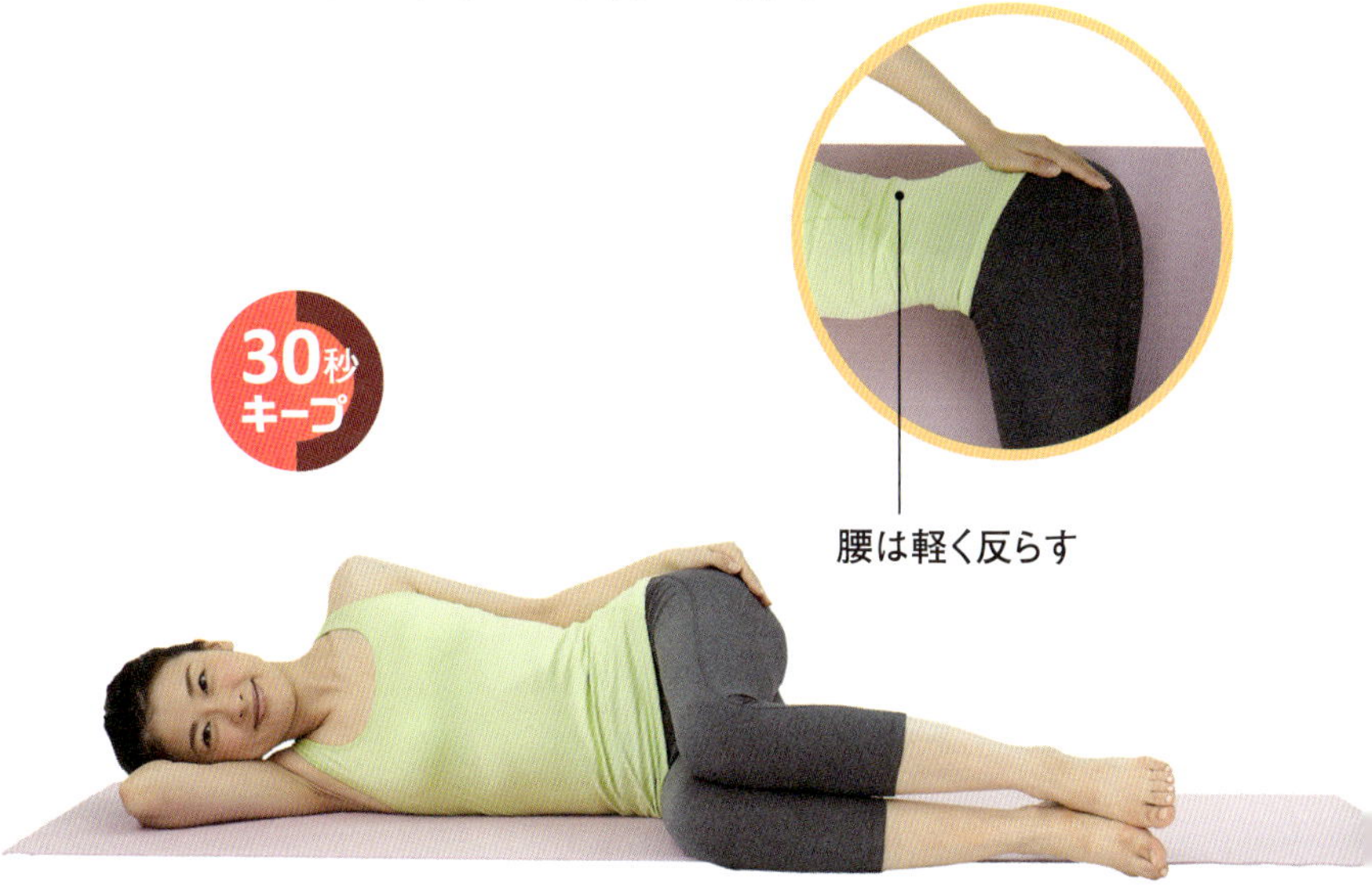

POINT

- 上半身の姿勢は変化させず股関節を曲げる
- 首の力はできるだけ抜く
- 股関節は左右均等に曲げ、膝は深く曲げない

梨状筋エクササイズ⑤

うつぶせ姿勢で股関節を内旋させ
梨状筋をほぐす

1 うつぶせ姿勢になり 膝を90度に曲げる

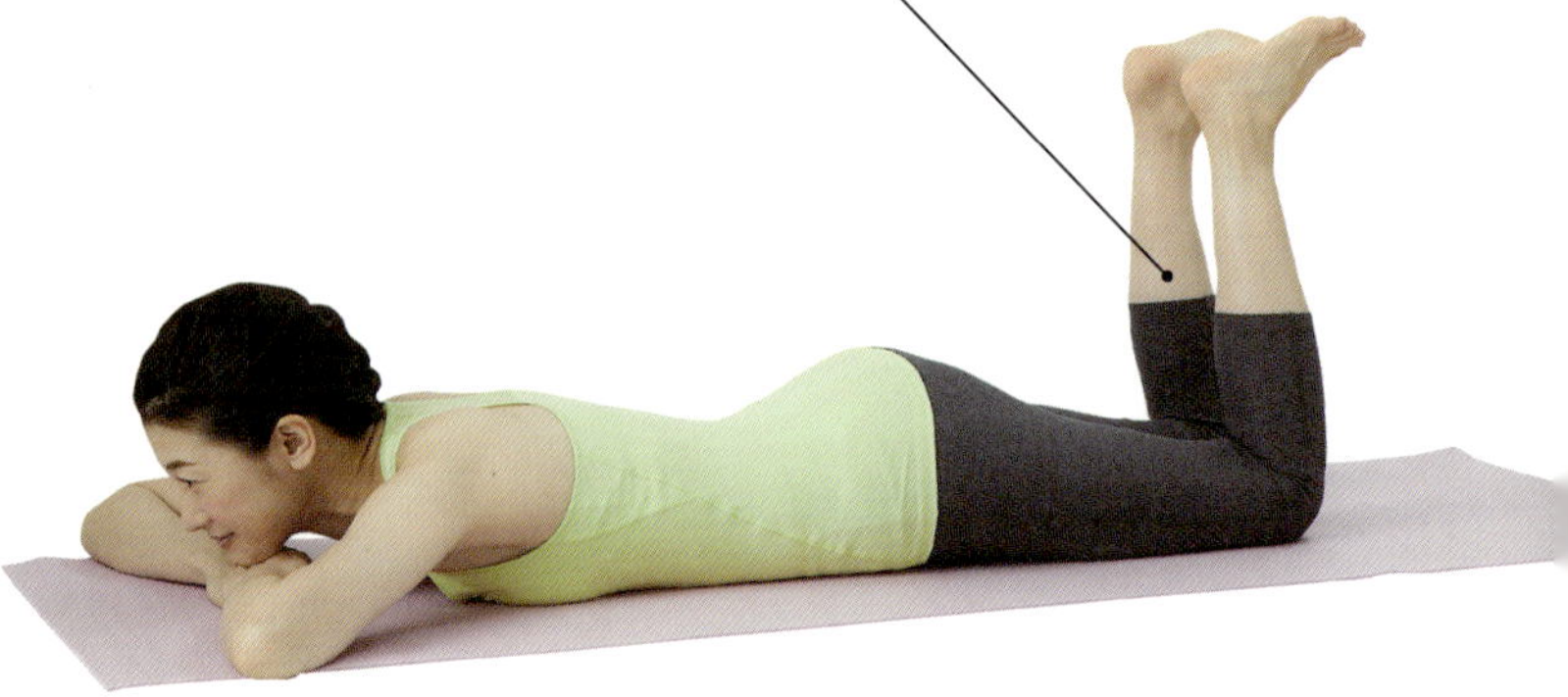

2 ［1］の姿勢から曲げた脚を左右均等に外側に開く

30秒キープ ×2セット

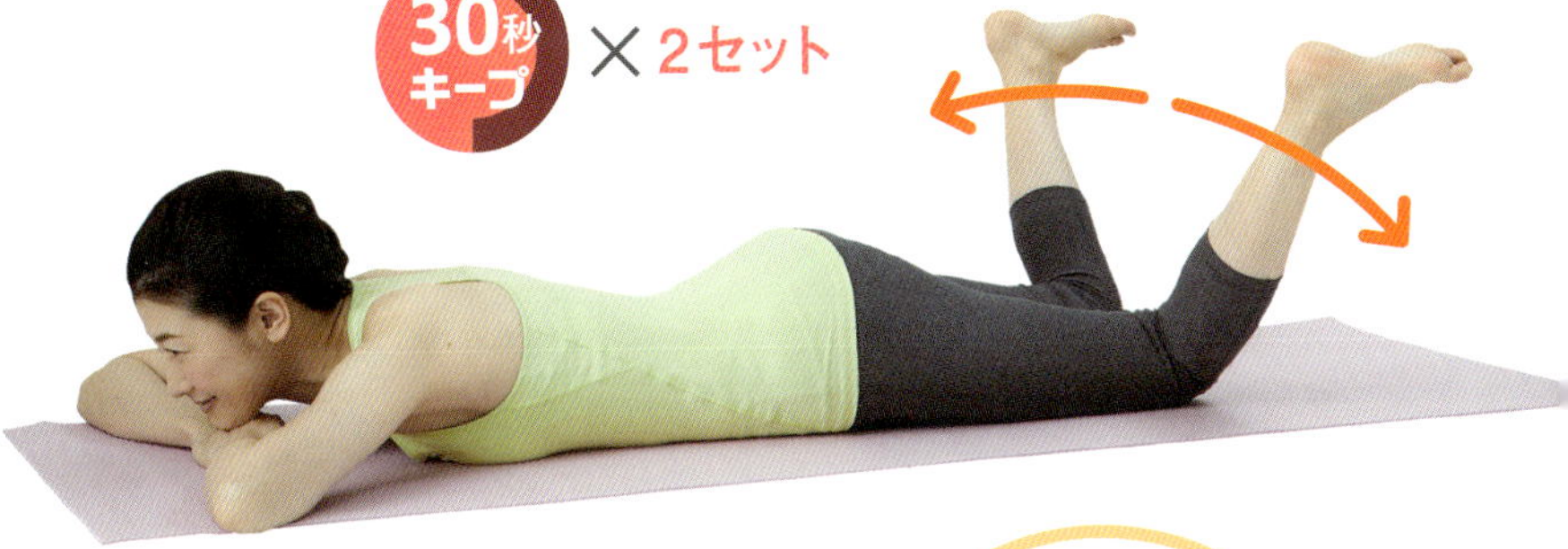

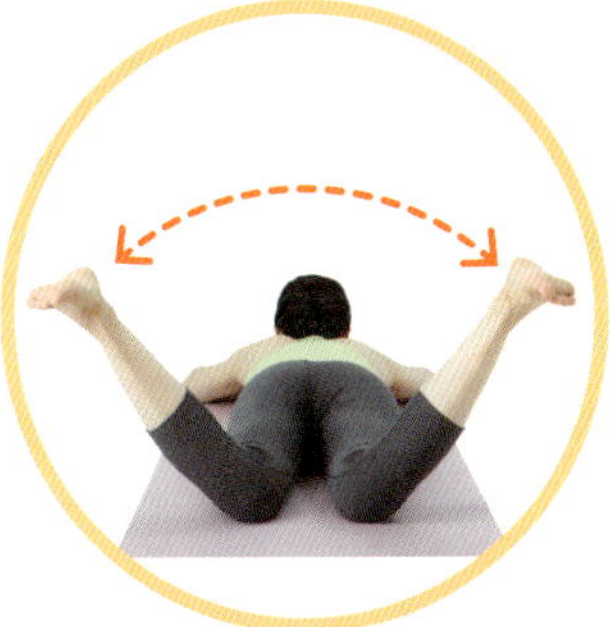

POINT

- 上半身の姿勢は変化させずにリラックスする
- こぶし1個分の脚幅をキープしながら行う
- 左右均等に脚を開く

梨状筋エクササイズ❻

膝を胸に引き寄せ梨状筋をほぐす

1 仰向けになる

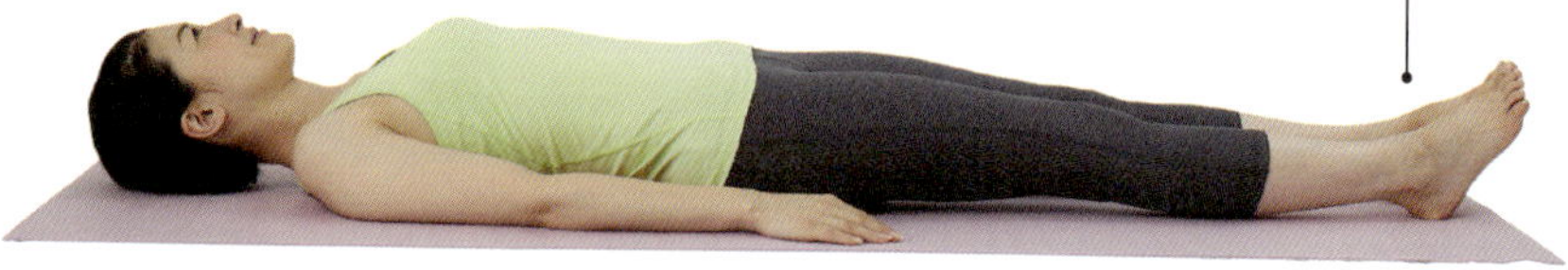

2 右脚の膝をまっすぐ胸に引き寄せて両手で脚を持つ。左脚も同様に行う

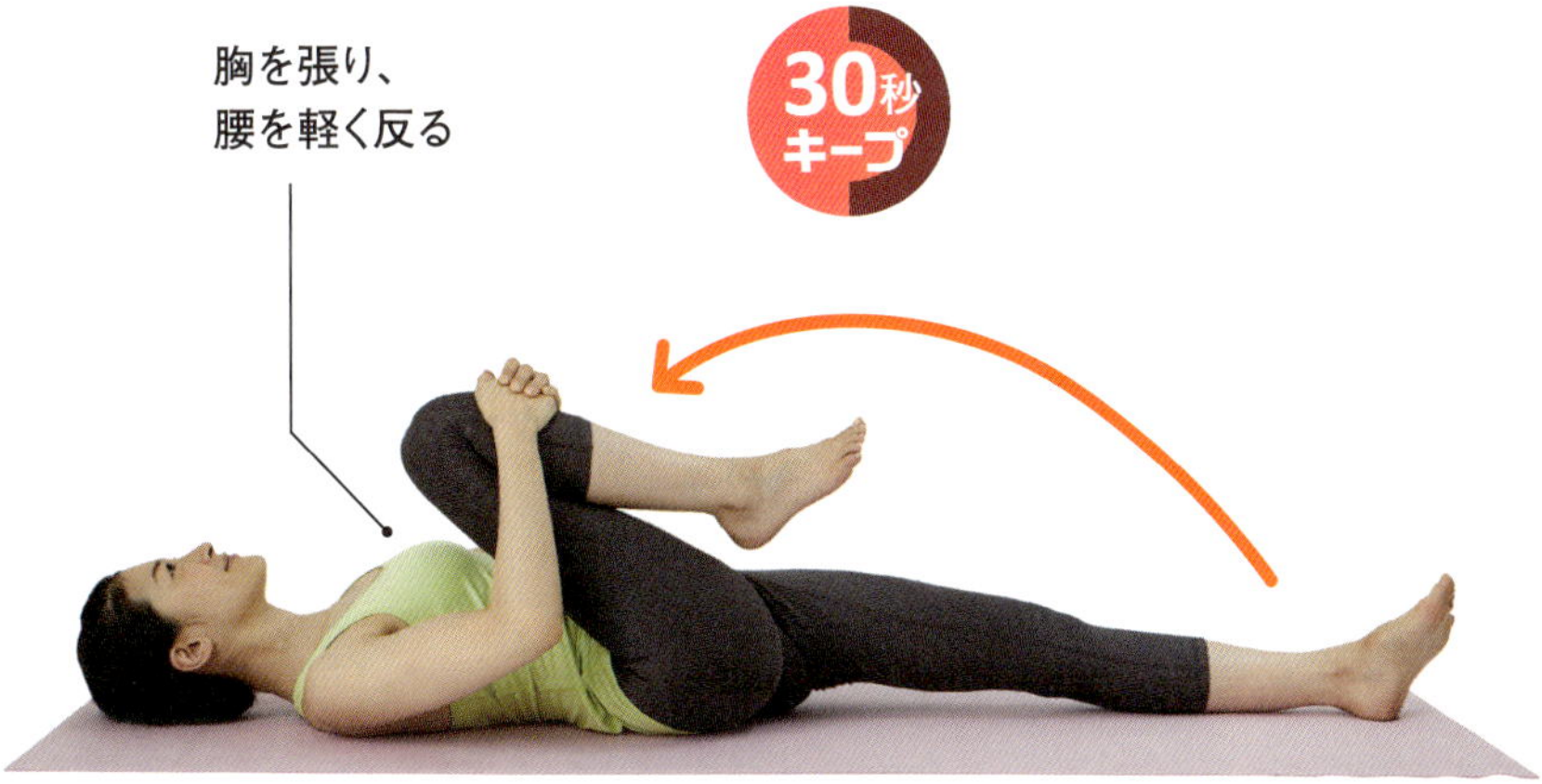

POINT

- 背中が丸まらないように胸を張る
- 股関節から脚を曲げるように意識する
- 逆の脚はできるだけ遠くに伸ばし、ふくらはぎを床につける

梨状筋エクササイズ⑦

よつばいでおしりを後ろに引くことで
梨状筋をほぐす

1 よつばいの姿勢になる。
脚幅はこぶし1個分あける

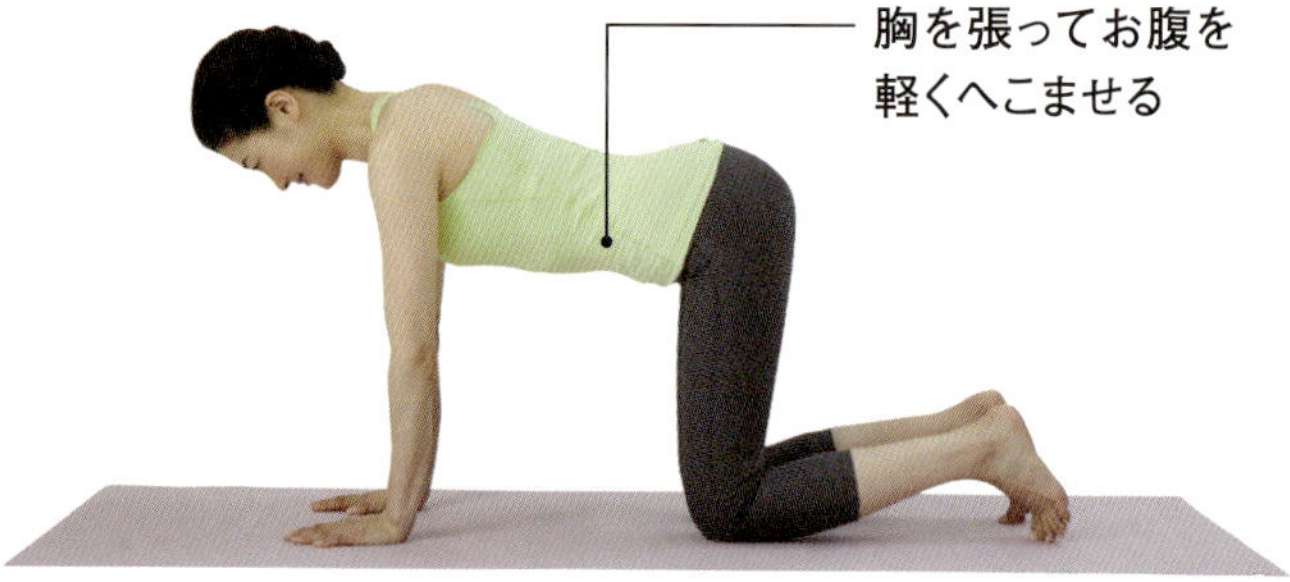
胸を張ってお腹を
軽くへこませる

2 おしりをゆっくり後ろに引き、
ゆっくり［1］の位置まで戻す

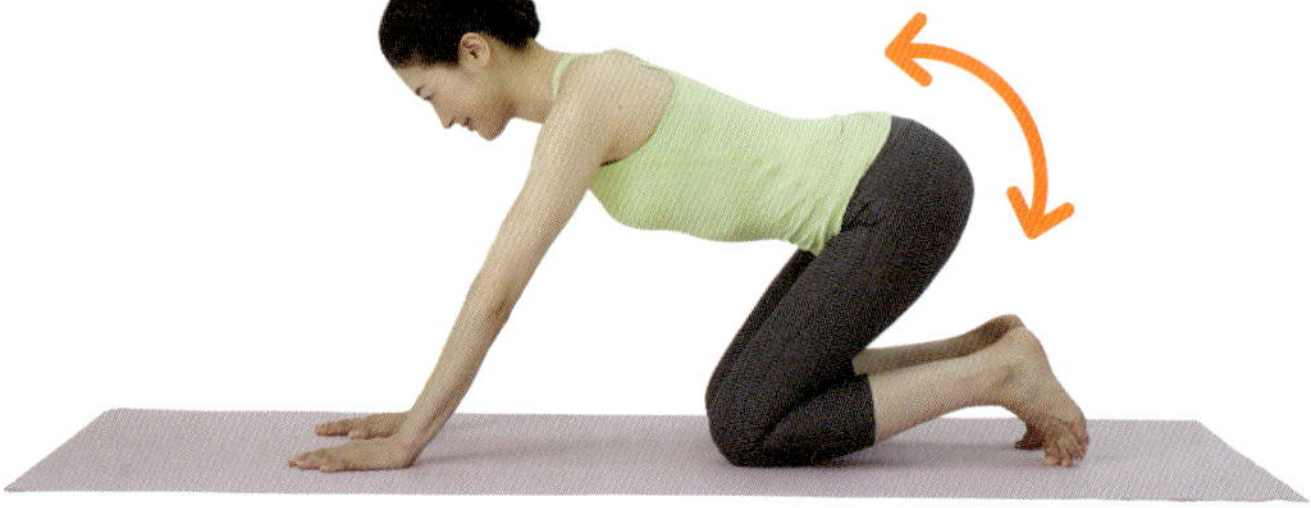
上下10回

レベルダウン

おしりを下げたまま30秒キープしてもとの位置に戻す。2セット行う

レベルアップ

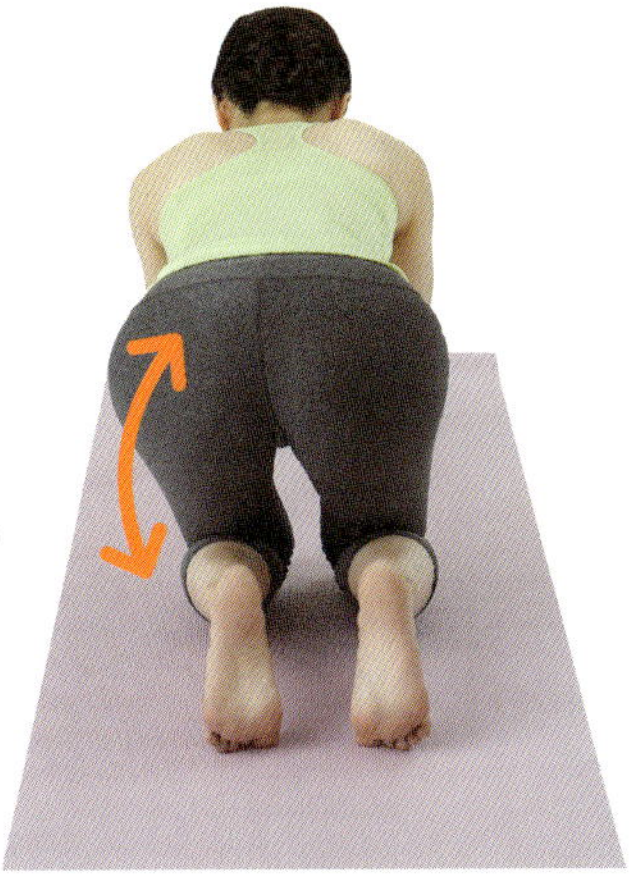

1

左脚のかかとに向かって
おしりを後ろに引いて戻す

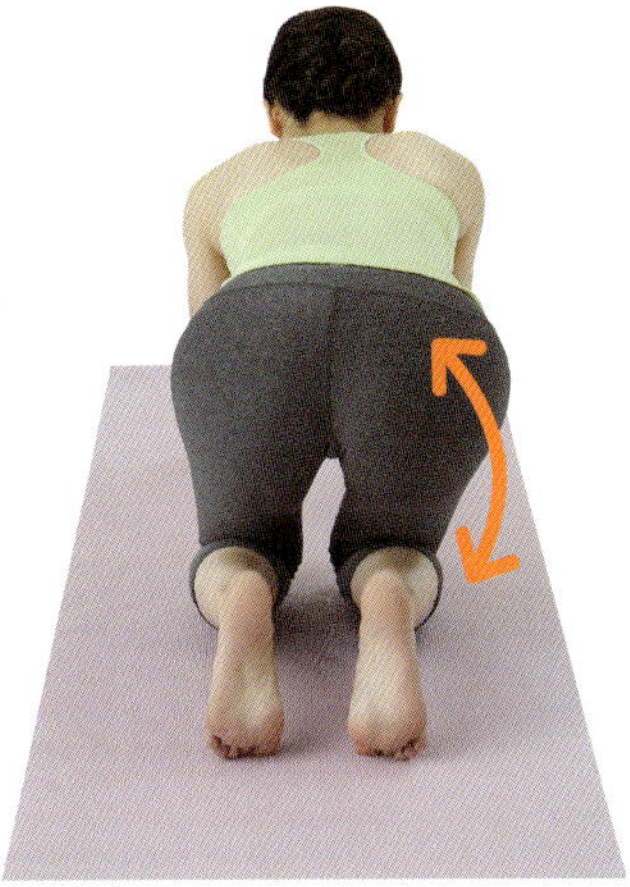

2

右脚のかかとに向かって
おしりを後ろに引いて戻す

左右交互10回

POINT

- 背中が丸まらないようにする
- 脚の付け根、股関節を曲げる意識でおしりを引く
- おしりの筋肉の伸びを感じるゆっくりしたスピードで行う

梨状筋エクササイズ⑧

しゃがみながら股関節をフルに使って梨状筋をほぐす

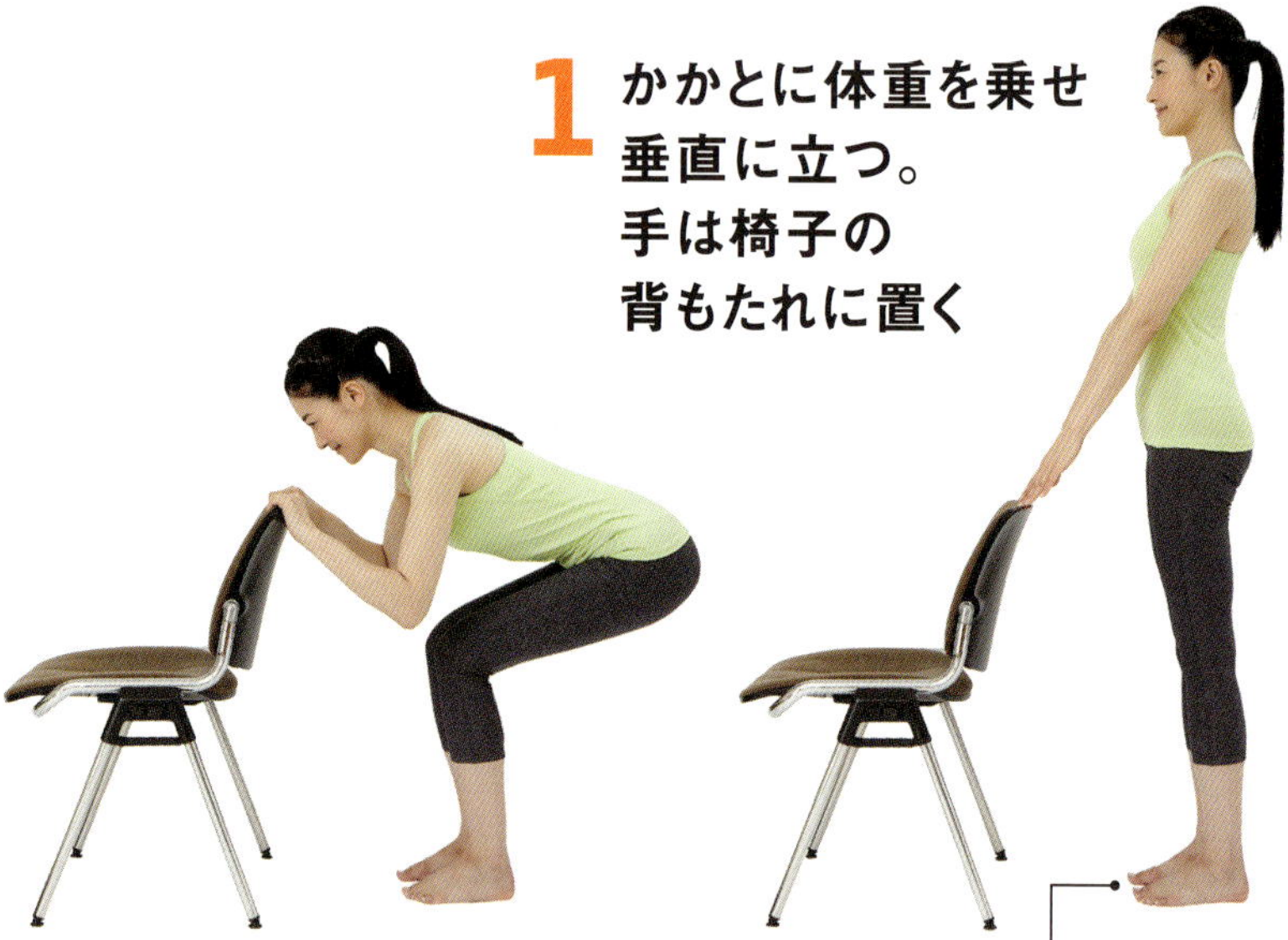

1 かかとに体重を乗せ垂直に立つ。手は椅子の背もたれに置く

2 ［1］の姿勢からおしりを後ろに引くようにしゃがむ

足幅はこぶし1個分あける

30秒キープ ×2セット

POINT

- かかとにしっかりと体重をのせたまましゃがむ
- 首はリラックスしながら胸を張り、お腹はへこませる
- 膝と膝の間が狭くならないようにする

第4章

骨盤前傾をつくる!

腸骨筋エクササイズ

腸骨筋エクササイズ❶

椅子に座って片脚を水平以上に
上げることで腸骨筋を強化

1 椅子に浅く座る

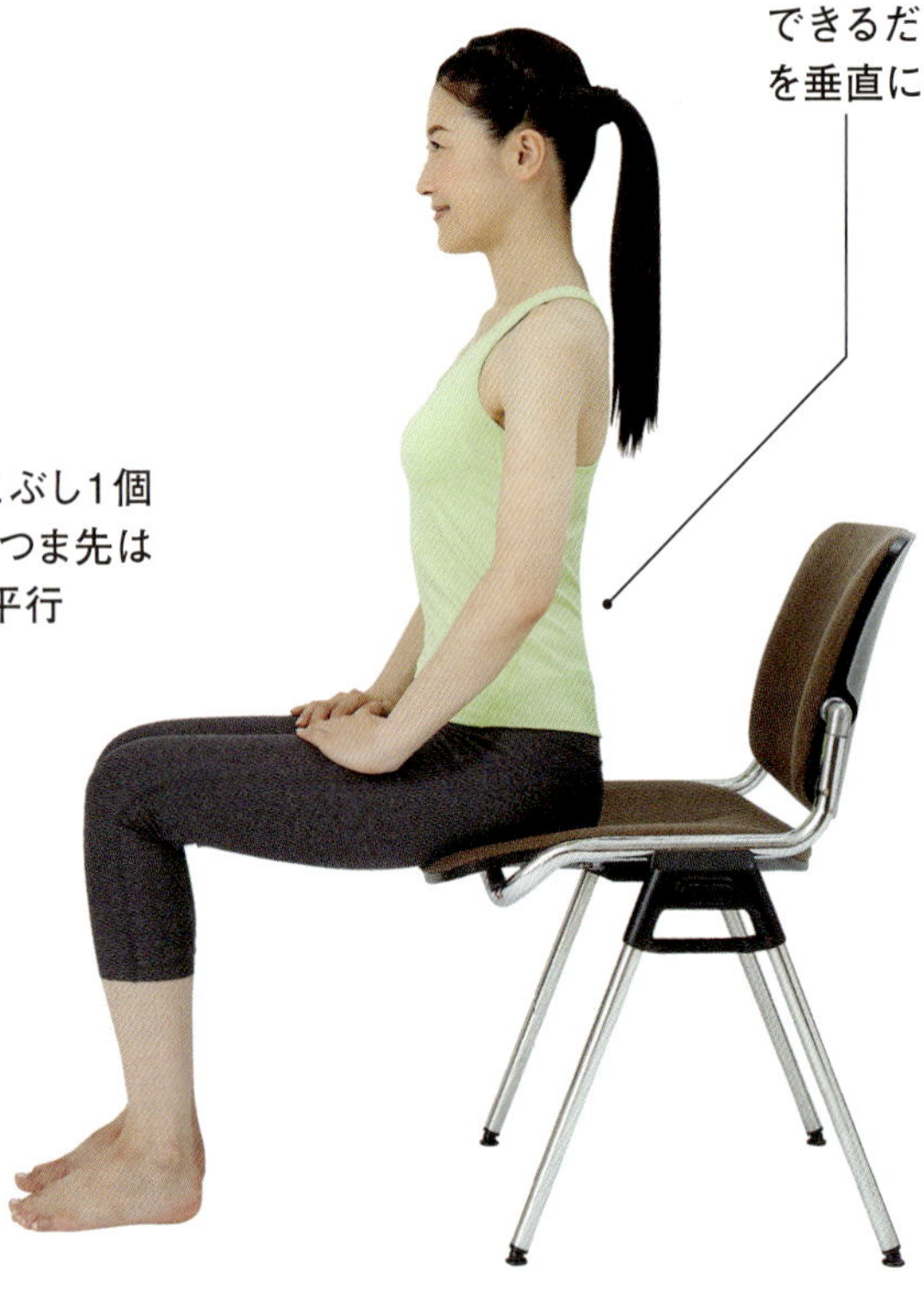

上体は胸を張り
できるだけ骨盤
を垂直にする

足幅はこぶし1個
分あけ、つま先は
まっすぐ平行

2

上半身を10度前に傾け、左脚を上げる。右脚も同様に行う

30秒キープ

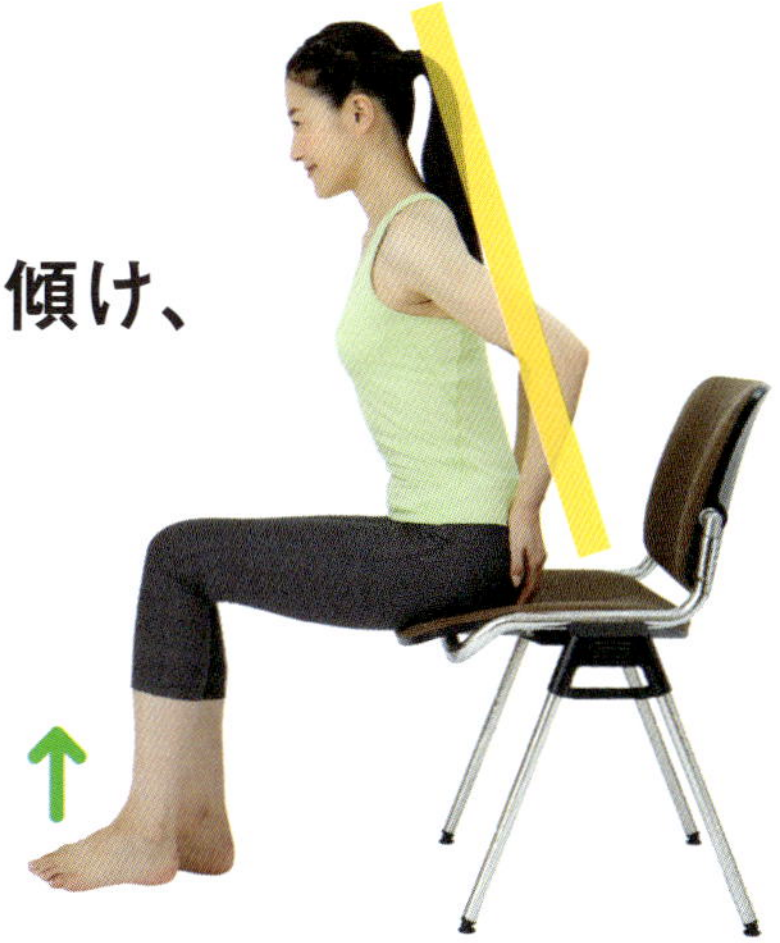

レベルアップ

上半身を10度傾けた姿勢から、
左脚を水平以上に上げ下げする。
右脚も同様に行う

左右10回

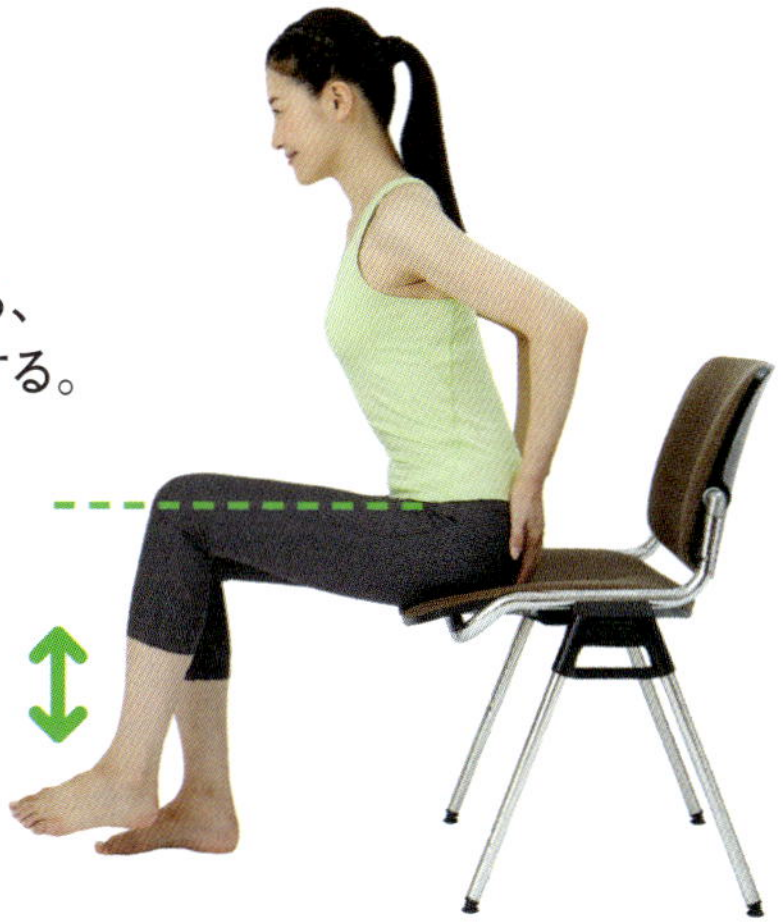

POINT

- 首から背中は一直線になるようにする
- 脚の付け根、股関節を意識し膝を軽く上げる
- 床についている脚で床を押すと逆の脚が上がりやすくなる

腸骨筋エクササイズ②

立って脚を水平以上に上げることで腸骨筋を強化

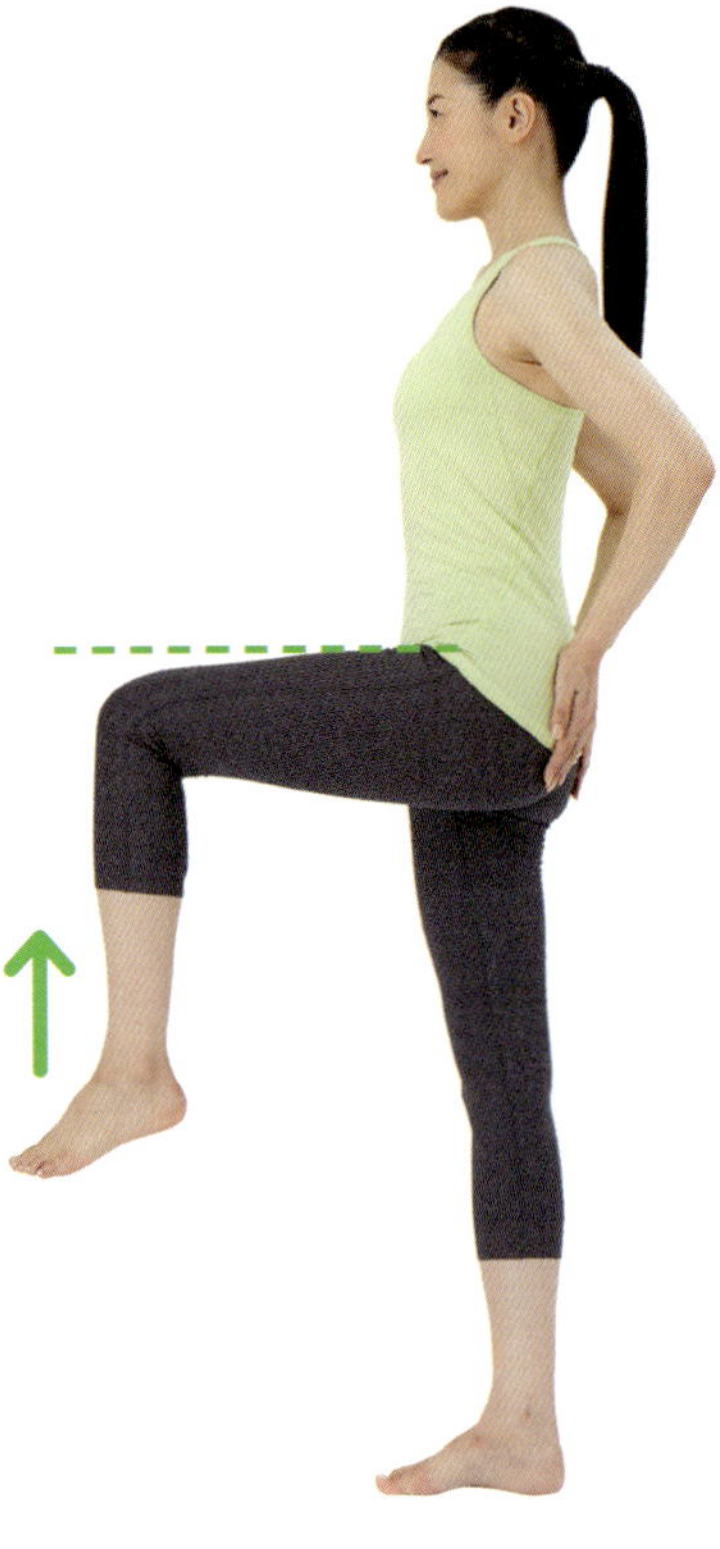

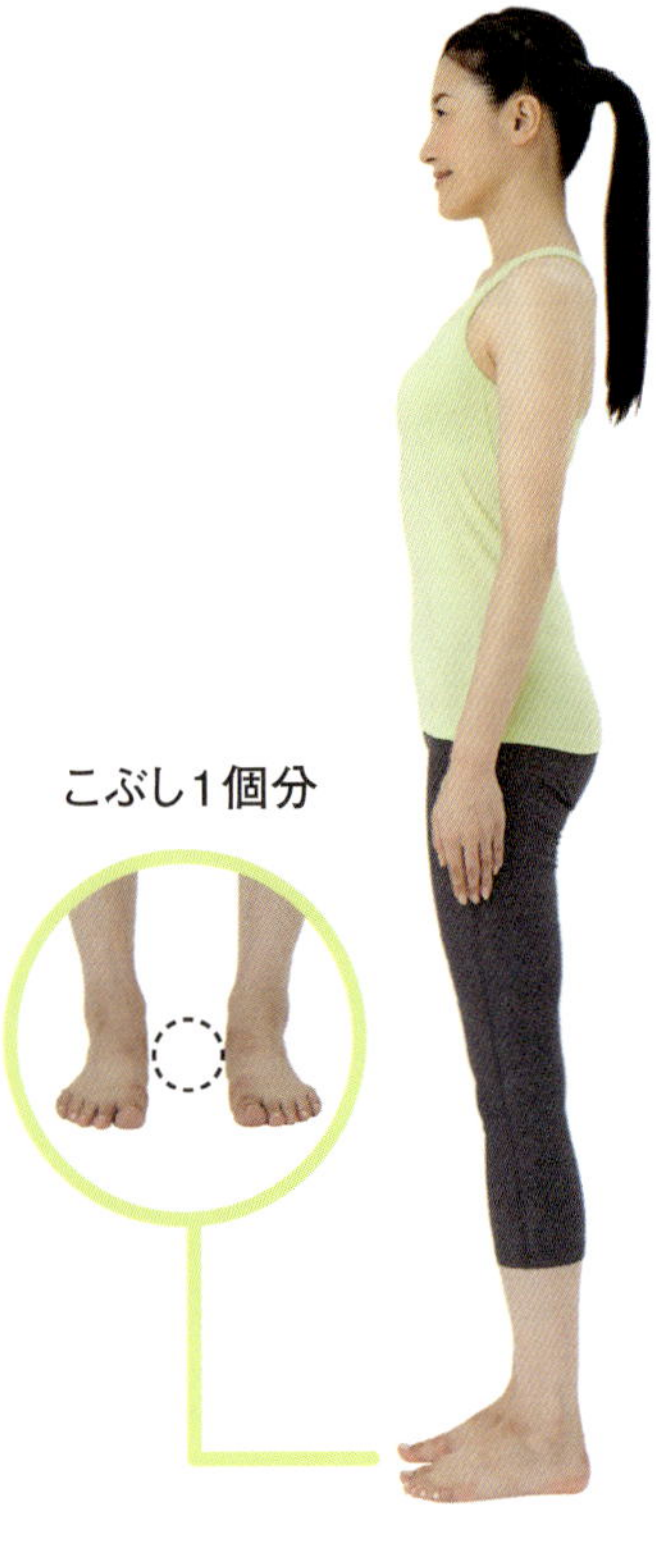

2 左脚を水平の
位置まで上げる

1 足をこぶし1個分
あけてまっすぐ立つ

3 [2]の姿勢をキープしたまま左脚をさらに小さく上に上げる

左右10回

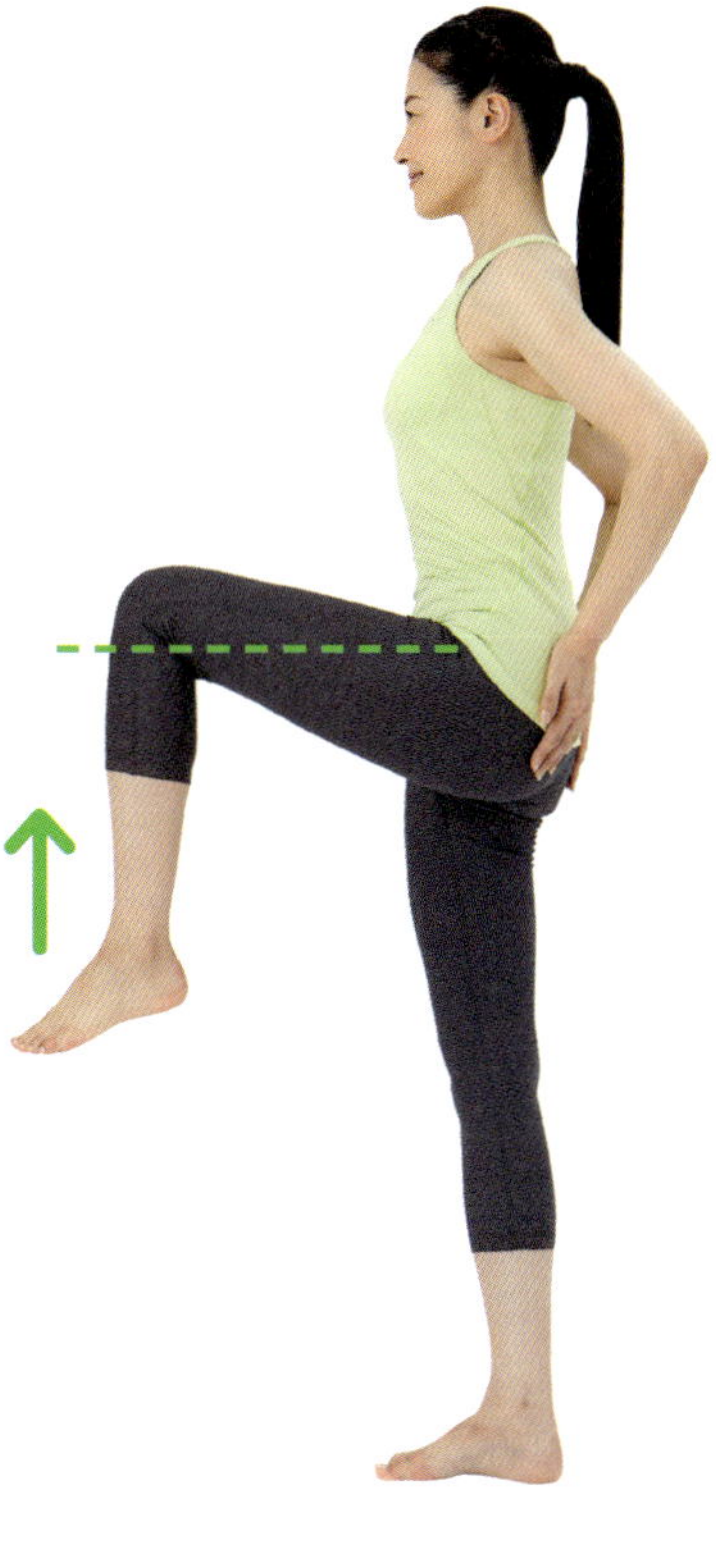

レベルダウン

バランスが取りにくい人は
壁に手をついて行う

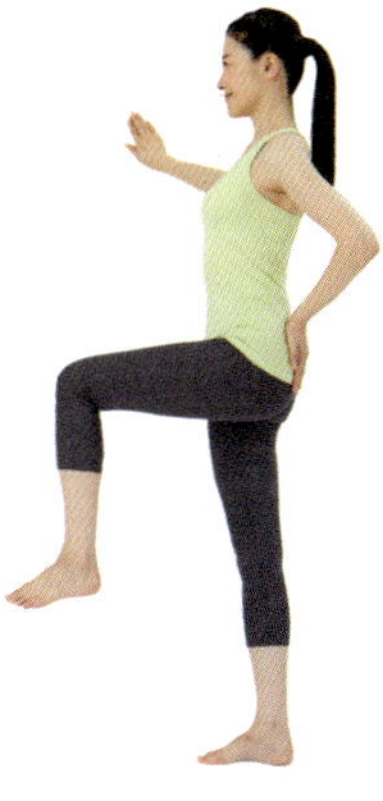

POINT

- 上半身が丸まったり、後ろに傾いたりしないようにする
- 脚の付け根、股関節を意識し膝を軽く上げる
- 床についている脚はかかとに重心をのせる

腸骨筋エクササイズ③

中腰姿勢で脚を交互に上げて
左右の腸骨筋をバランスよく強化

1 足幅をこぶし1個分あけ、つま先はまっすぐ、かかと重心で垂直に立つ

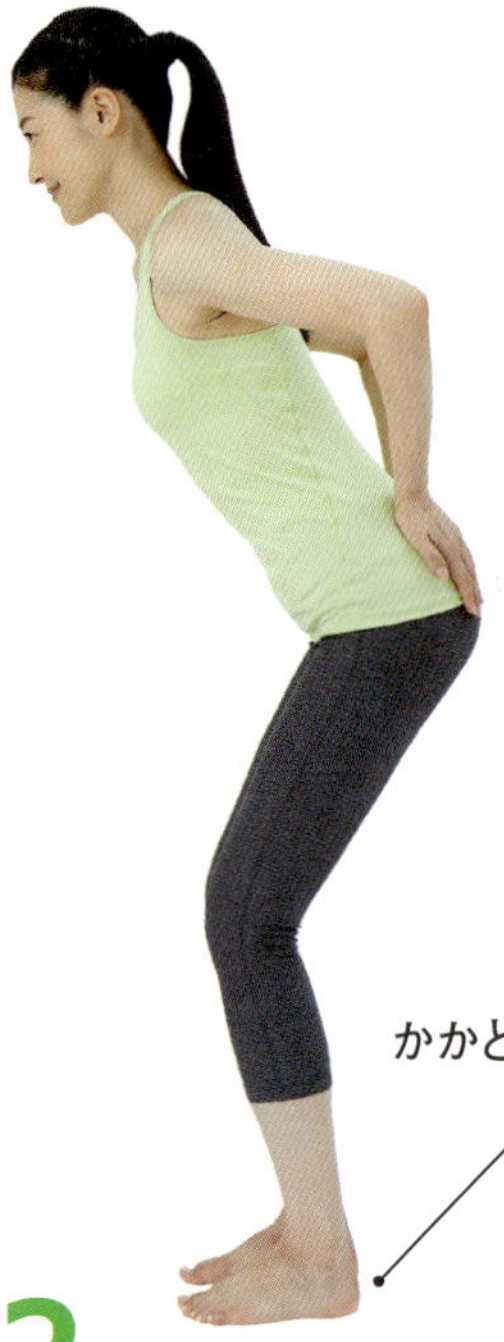

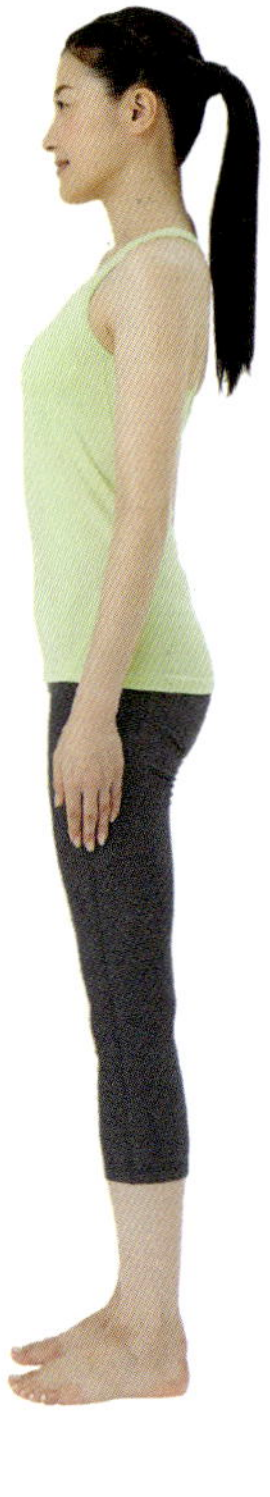

2 おしりを後ろへ引くように中腰姿勢になる。手はおしりにそえる

3 [2]の姿勢をキープしたまま左右交互に脚をゆっくり上げる

左右交互10回

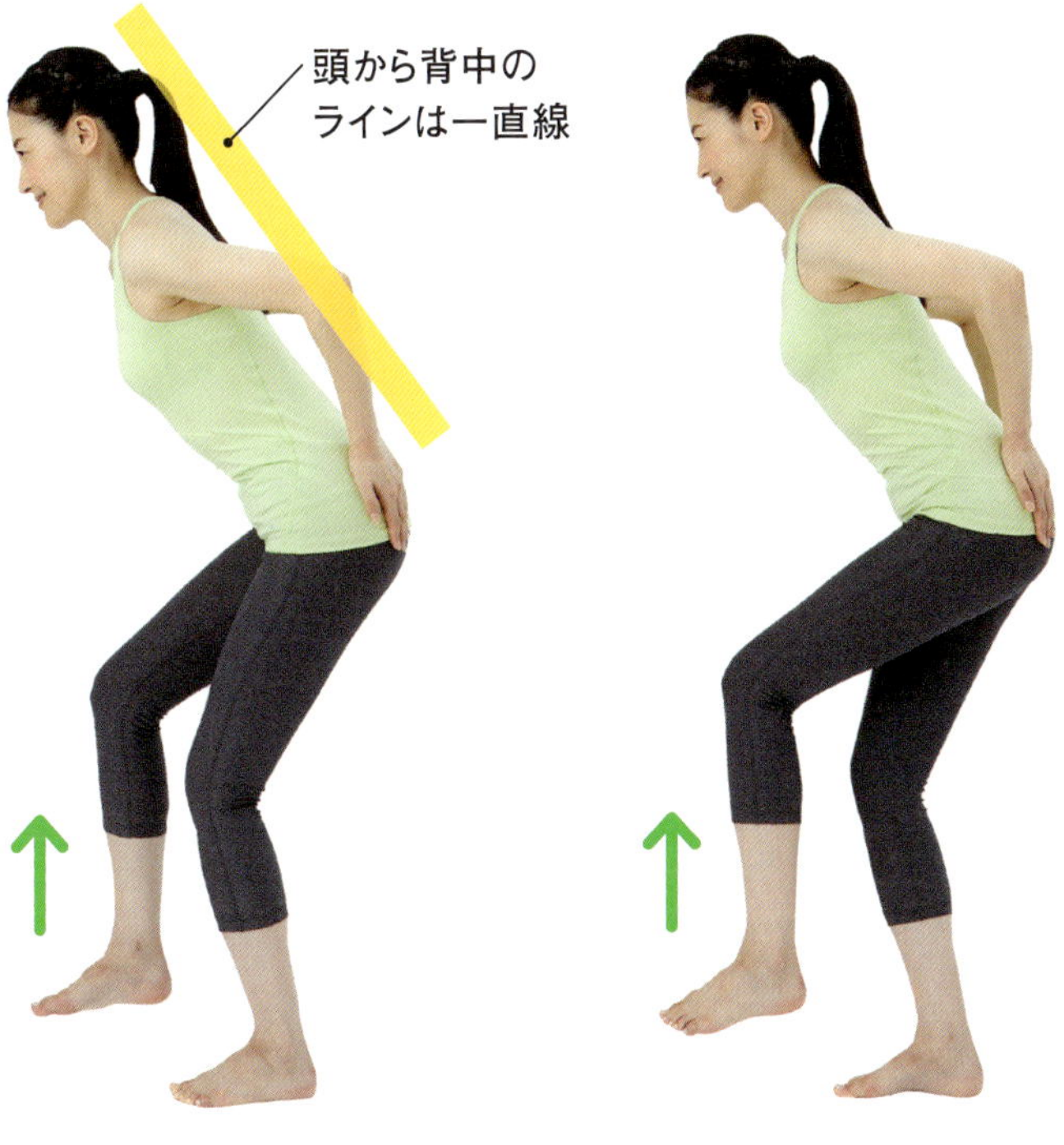

POINT

- 脚を上げたときに背骨のラインが崩れたり、上半身の角度が変わらないようにする
- 脚の付け根、股関節を意識し脚を軽く上げる
- 床についている足はかかと重心を意識する

腸骨筋エクササイズ④

片脚立ち姿勢で脚を前方に振ることで
腸骨筋だけでなく、大腰筋も強化

1 つま先はまっすぐ、
かかとに
重心を置いて立つ

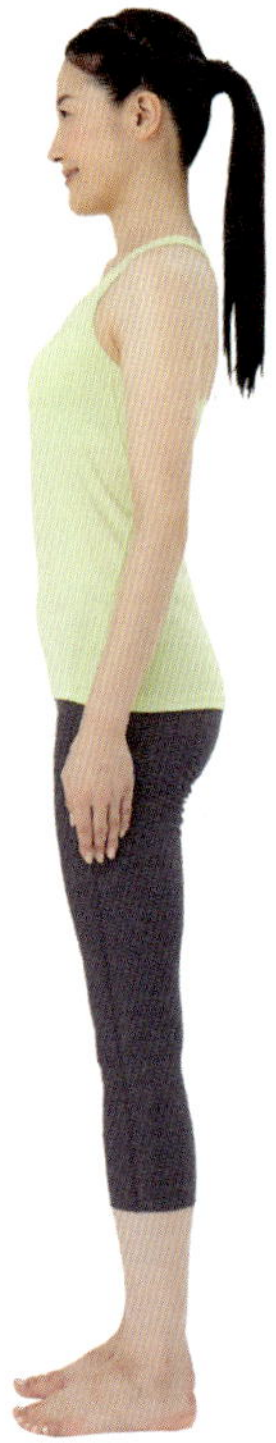

足幅はこぶし
1個分あける

2 [1]の姿勢から
左脚を
軽く持ち上げる

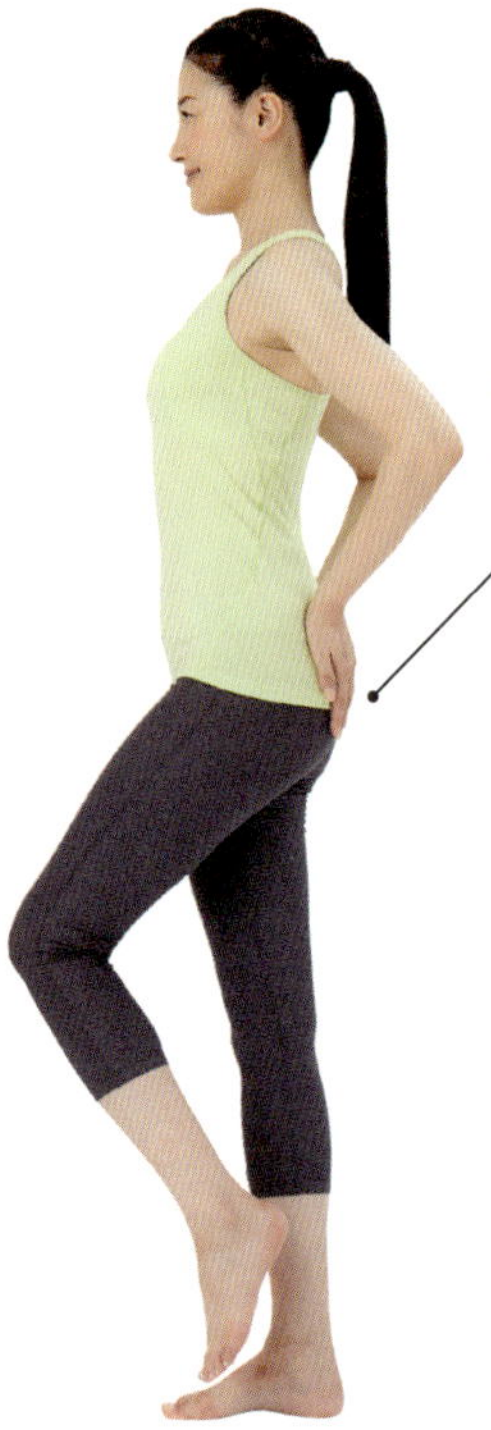

手はおしりに
そえる

3 上げた脚を前方にゆっくり振る。右脚も同様に行う

左右15回

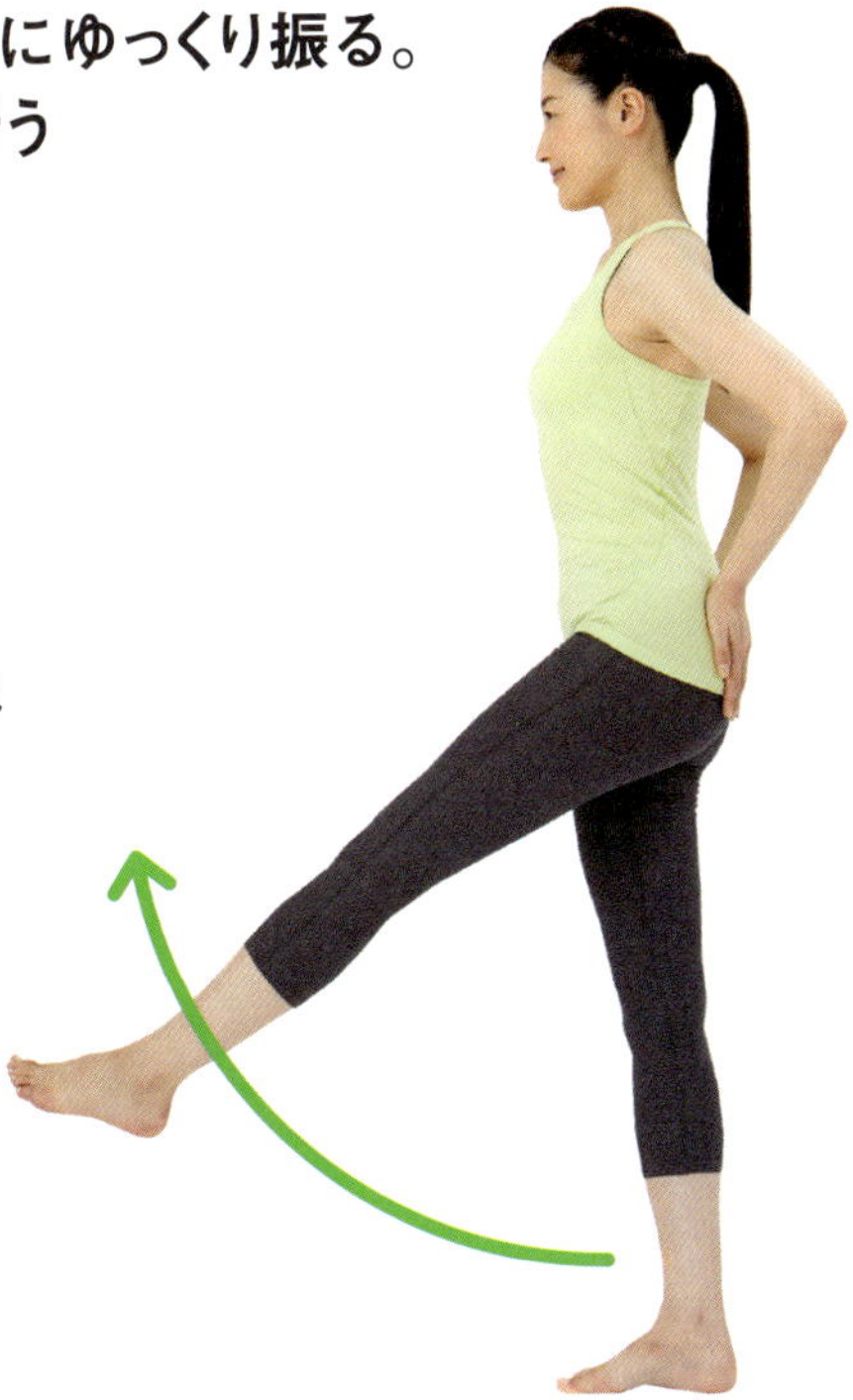

レベルダウン

バランスが取りにくい人は
壁に手をついて行う

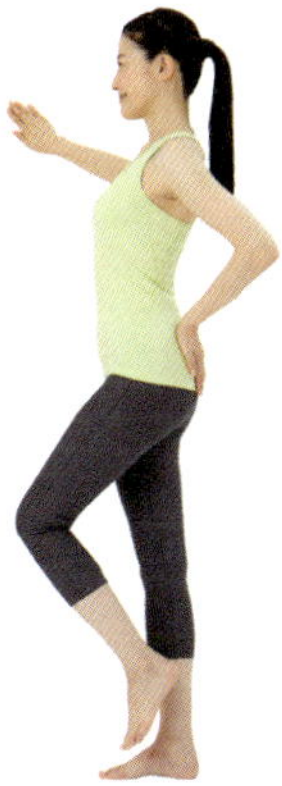

POINT

- 上半身のラインが崩れないように胸を張り、お腹をへこます
- 脚の付け根、股関節を意識し前方に振る
- 軸脚はかかと重心を意識する

腸骨筋エクササイズ⑤

膝を曲げた状態から
交互に脚上げを行い腸骨筋を強化

1 仰向けになり両膝を曲げる

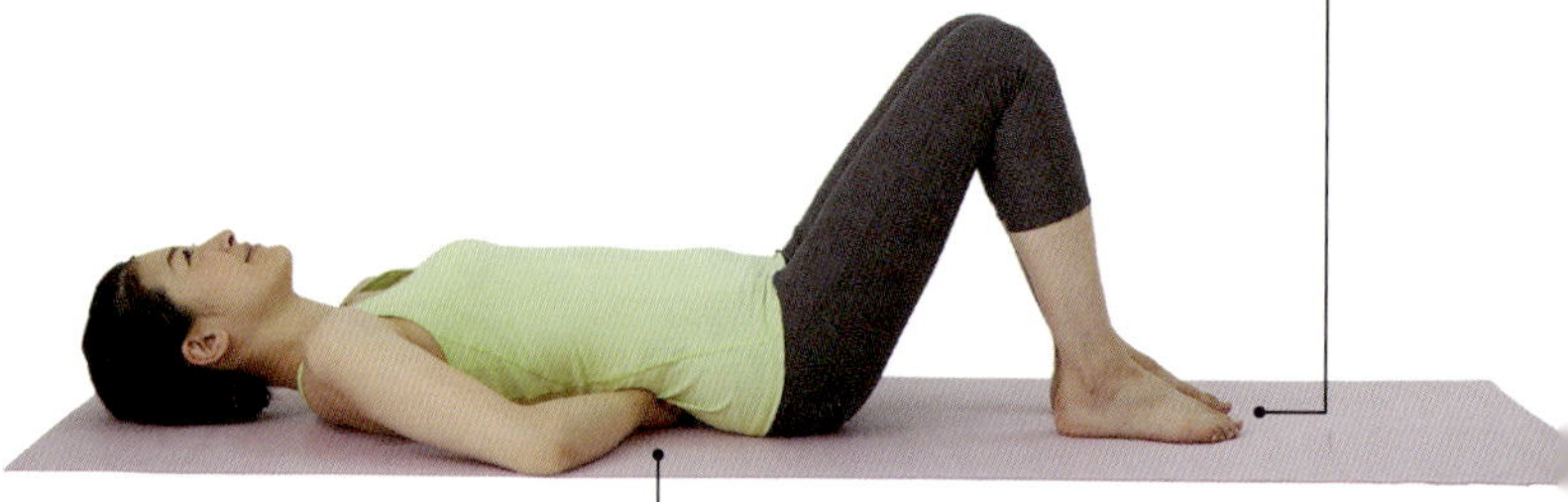
足幅をこぶし1個分
あけ、つま先はまっ
すぐ平行にする
両手は腰の下に入れる

2 右脚をゆっくり持ち上げて下ろす

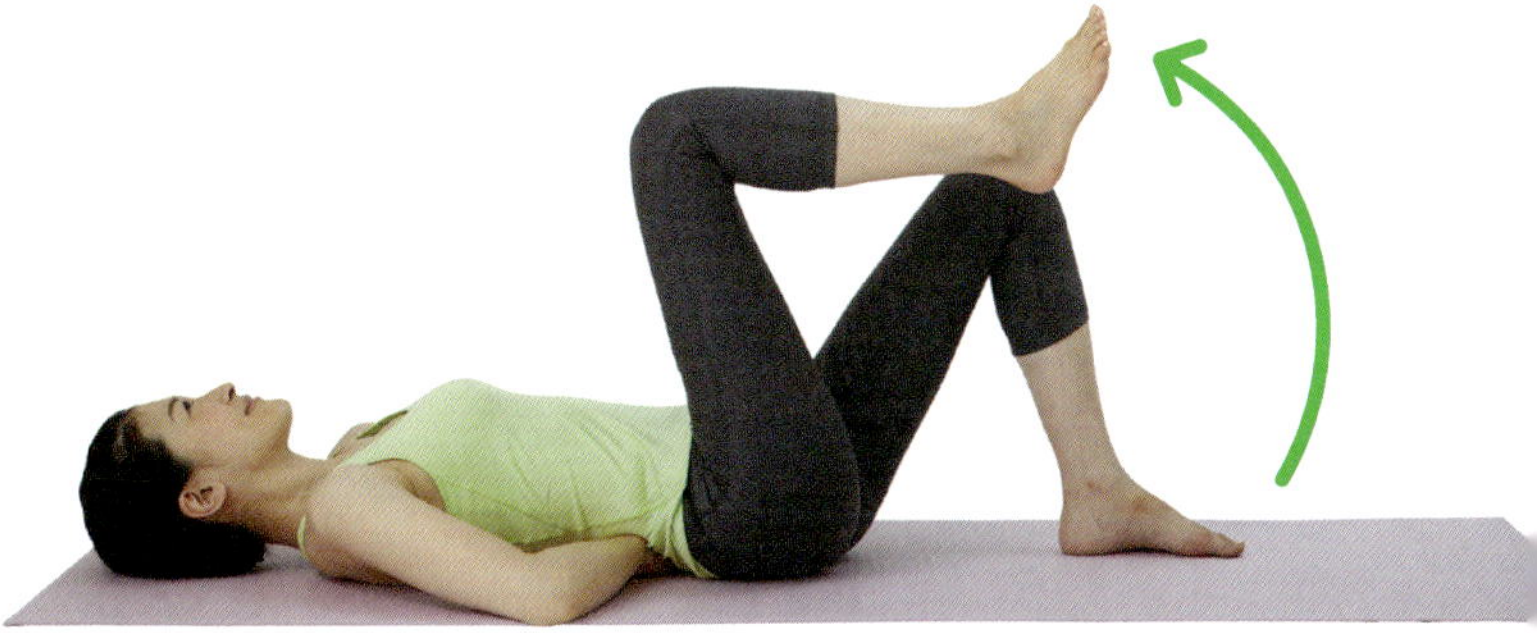

3 左脚も同様に行う

左右交互10回

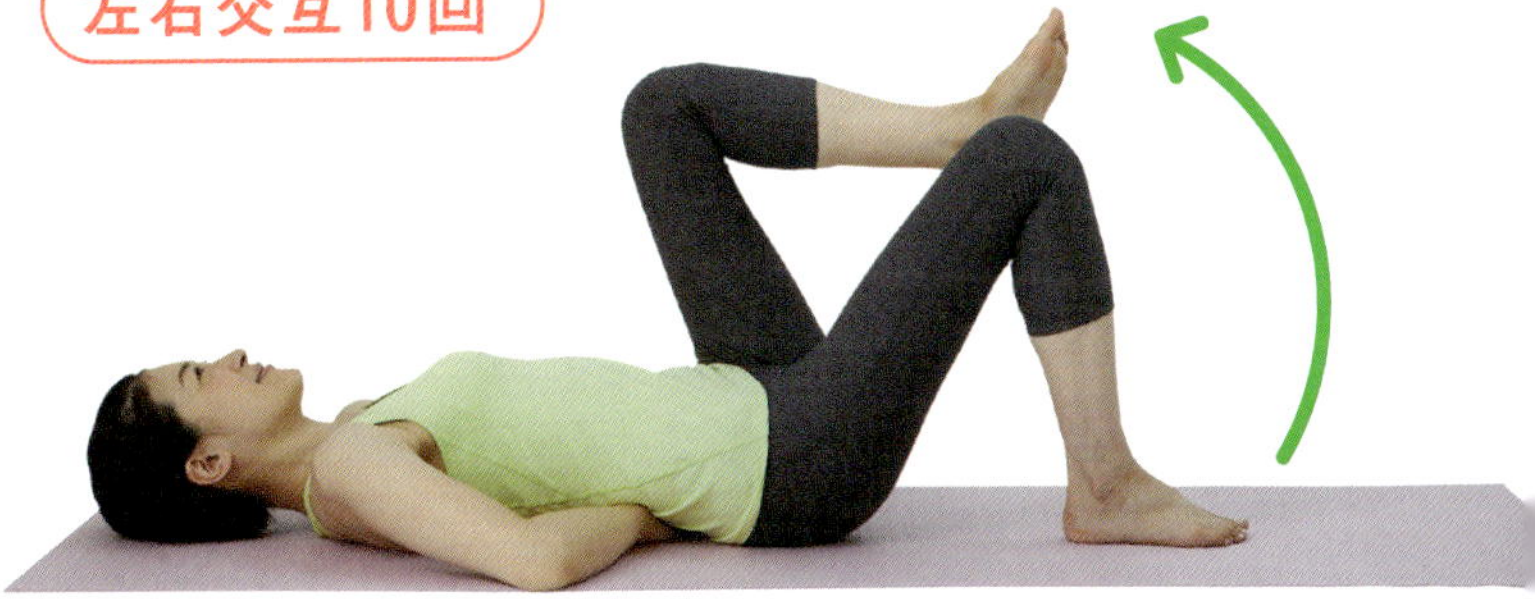

POINT

- 脚の付け根、股関節から曲げる意識を持つ
- 腰の反り感が変わらないように行う
- できるだけまっすぐ引き上げる

腸骨筋エクササイズ❻

掃除機をかけながら腸骨筋強化

1

**片脚を床から
少し浮かせて5秒キープ。
浮かせた脚を
一歩踏み出して
逆の脚を上げる**

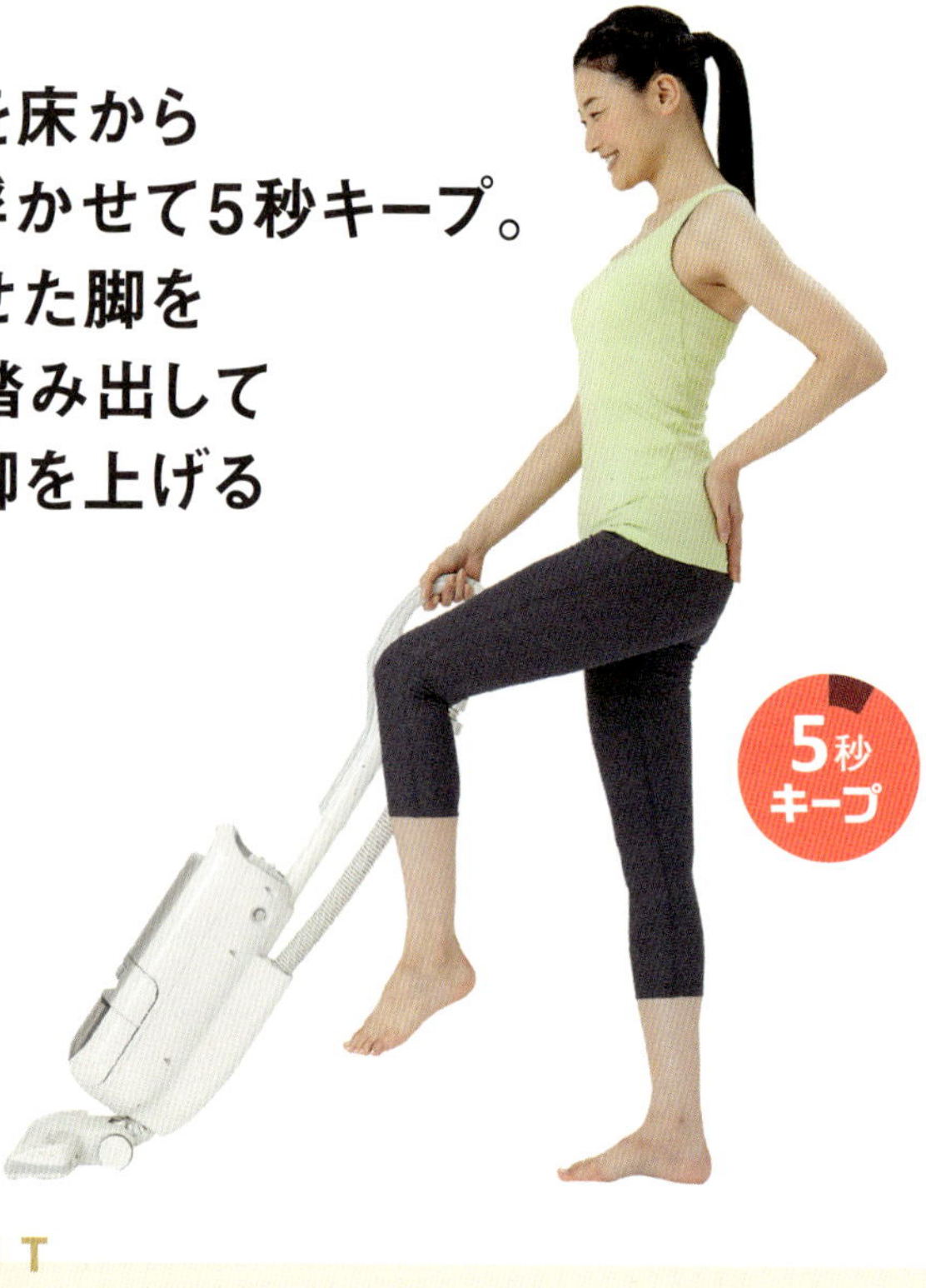

POINT

- 掃除機を持った手と床についている脚でバランスを取る
- 脚を交互に入れ替えるだけでなく、大きく一歩踏み出すとより効果がある
- 脚は床から5センチほど上がっていればOK

腸骨筋エクササイズ⑦

階段を上りながら腸骨筋強化

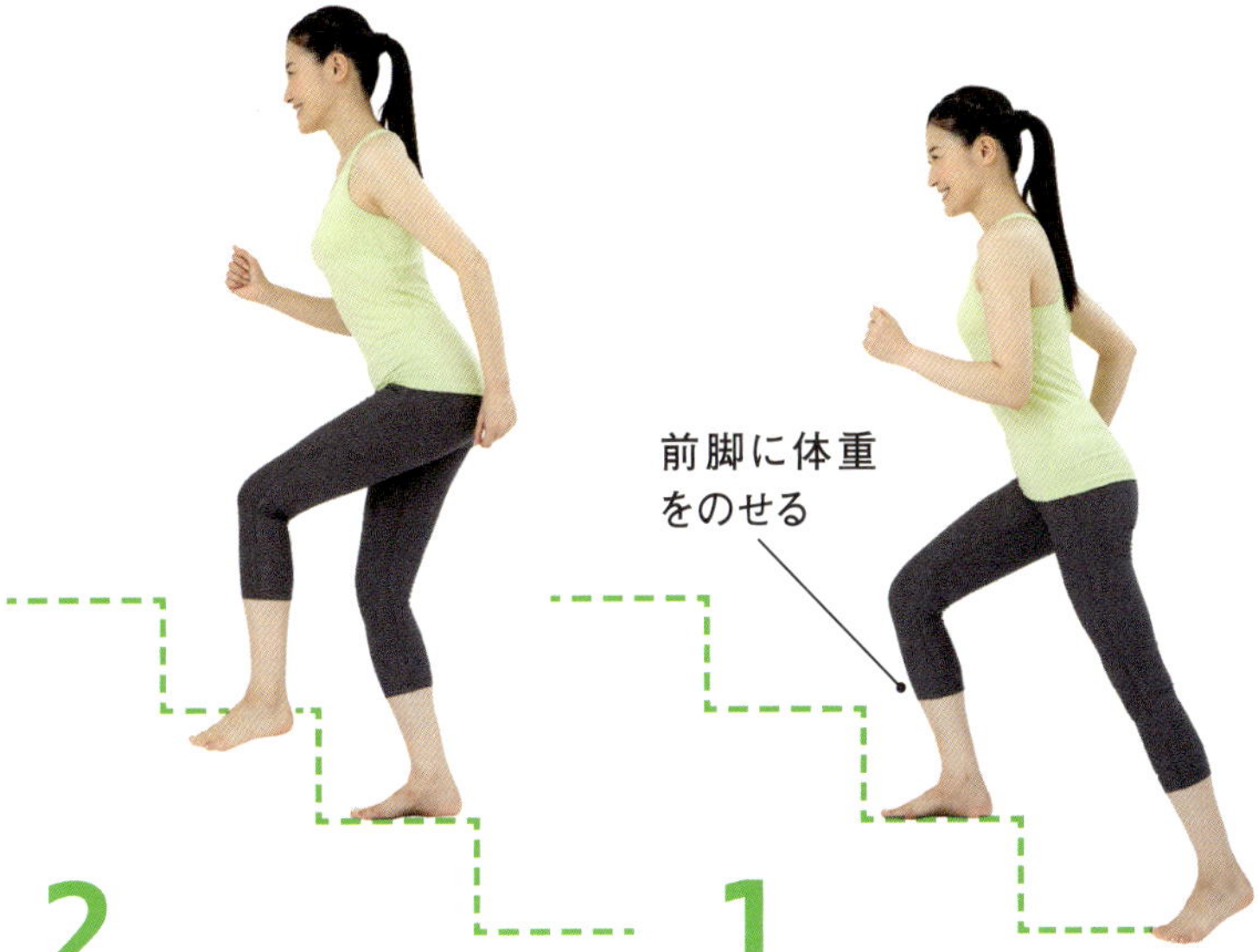

1

踏み出した足裏全体でしっかりと着地

2

前脚のかかとで床を押しながら、後ろ脚を上げて次のステップに着地する

POINT

- 上半身はできるだけ胸を張った状態をキープする
- 踏み込んだ脚のかかとにしっかりと体重をのせる
- 床をかかとで押しながら後ろ脚の付け根を意識して持ち上げる

おしりエクササイズ、5つのポイント

1. 正しい姿勢を意識

梨状筋エクササイズも腸骨筋エクササイズも姿勢が大切！　姿勢がくずれると効果が半減してしまいますし、別の筋肉を使ってしまったり、痛みの原因にもなります。上半身は胸を張り、お腹を軽くへこませた姿勢を意識してください。

2. 他の筋肉が使われていないかチェック

エクササイズをやりながら、梨状筋が伸びているか、腸骨筋に効いているかを確認しましょう。太腿やふくらはぎ、背中がきついと感じる場合は梨状筋や腸骨筋に効いていません。

3. 梨状筋と腸骨筋のエクササイズ2つで1セット

腸骨筋をほぐすエクササイズと腸骨筋を鍛えるエクササイズをできるだけセットでやるようにしましょう。どうしても時間がないときは腸骨筋を鍛えるエクササイズだけでも梨状筋はストレッチされるので、OKです。

4. 痛みが出たときは

運動前に痛みがある場合は、必ず医師の相談を受けてからエクササイズをしてください。運動中に痛みが発生した場合は一度エクササイズを中止し、痛みがなければ再度正しい姿勢で行ってみてください。

5. がんばりすぎない！

本書で紹介しているエクササイズの回数や秒数、セット数は目標です。目標の回数をこなせなくでも大丈夫。大切なのは続ける事！　少ない回数でもきちんと鍛えられるので、できる範囲で毎日続けましょう。

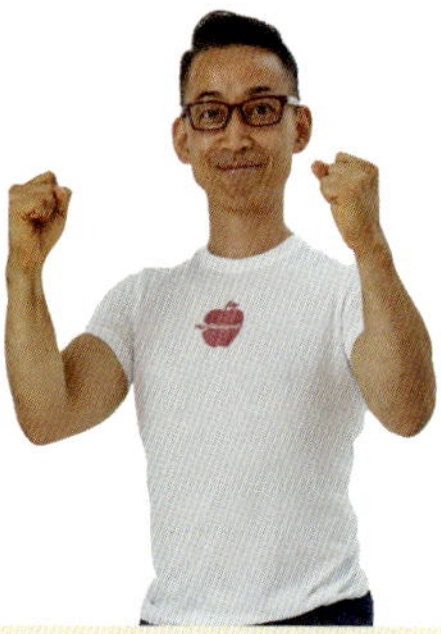

第5章

おしりを鍛えると身体は変わる

おしりは大きいだけでは意味がない

「私、おしりが大きいので、おしりは強いほうだと思います」という方がよくいらっしゃいます。確かに、大きなおしりは安定感がありますよね。

鍛えると大きくなるという筋肉の仕組みを考えれば、大きなおしりイコール筋肉の発達したおしり、と思うのは仕方ないかもしれません。

しかし、残念ながらそれは全くの勘違いです。

どんなに大きなおしりであっても、必ずしも筋肉が発達しているわけではありません。筋肉が発達していなくても、脂肪がたっぷりついていればおしりは大きく見えます。おしりが大きくても、おしりの筋肉が発達していなければ、おしりの力は発揮されません。

おしりの場合、見た目の大きさから筋肉のあるなしを判断することはできないのです。

見た目の大小にかかわらず、筋肉のないおしりはスイッチを入れていない掃除機と同じようなもの。つまり機能を果たすことができないのです。

おしりのスイッチについてはすでに第1章でお話ししたので、この章ではなぜおしりにスイッチが入らなくなってしまうのか、おしりにスイッチが入っていないとどういう支障が出るのか、について掘り下げていきます。

ふりだしに戻るようですが、現在、おしりがどれだけ使えているかを確認するために、本書の冒頭でやっていただいたおしり力チェックを、もう一度やってみましょう。ご自分の現在のおしりの力を正確に把握できるよう、ここではレベル1からレベル4まで4段階のチェックテストを用意しました。

レベル1は、日常の生活動作に困らない程度のおしり力。レベル2は、立っていることや平地を歩くことがほとんど気にならないおしり力。レベル3は、階段や坂道も気にならず旅行などを楽しめるおしり力。そしてレベル4は、いつまでもアクティブにスポーツを楽しめるおしり力です。

あなたのおしりは、あなたが思っているとおりの力を持っているでしょうか?

さっそく92ページからの「レベル別おしりチェック」をやってみましょう。

「グラグラする」、「まっすぐ立っていられない」といった声が聞こえてきそうですが、片脚立ちになってグラグラするのは、ズバリおしりの力が弱いということ。まっすぐ立ち続けることができないのも、おしりの力が弱いということです。

思いのほかおしり力がなくて、ショックを受けた方、愕然とされた方もいることでしょう。もしかすると「レベル1をクリアできなかったけど、私は日常の生活動作で特に不便を感じることはない。このテストは間違っている」と思われた方もいるかもしれませんね。

しかし、そう思われた方こそ、注意が必要なのです。

なぜなら、自分が思うレベルと実際のレベルにギャップのある方は、おしりが力を発揮できていない分、膝や腰の力を借りて日常生活を送っているからです。そういう方は、もうすでに膝や腰に違和感があるかもしれません。たとえ今の時点で膝や腰に不調がなかったとしても、レベル1がクリアできなかった人は、いずれ膝痛や腰痛に悩まされるようになるでしょう。

でも、悲観することはありません。

今、レベル1をクリアできなかった方でも、梨状筋のコリをほぐし、腸骨筋を鍛え、骨盤が前傾していけば、おしり力のレベルを上げることはできます。すぐにというわけにはいきませんが、ゆくゆくレベル4に持っていくことは決して夢ではありません。もちろん年齢や性別は関係ありません。何歳から始めても、結果は必ずついてきます。

私たちの身体はヒフも内臓も血管も加齢とともに不可逆的に衰えていきますが、唯

レベル別おしりチェック

レベル2 …45秒キープ

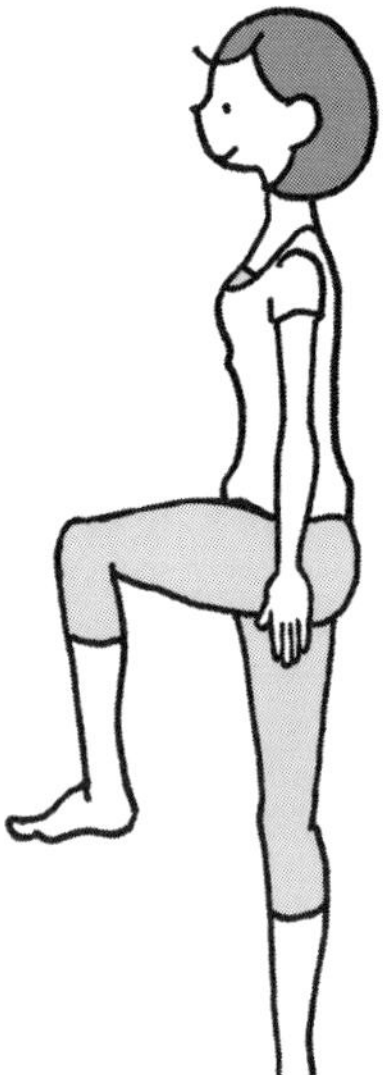

股関節が90度になるように脚を上げる

レベル1 …30秒キープ

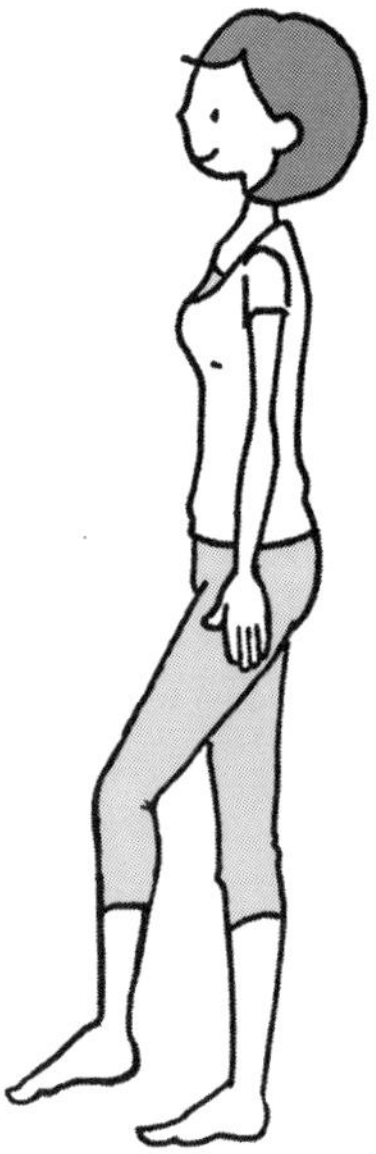

前に出した脚を5センチほど上げる

レベル3 …60秒キープ

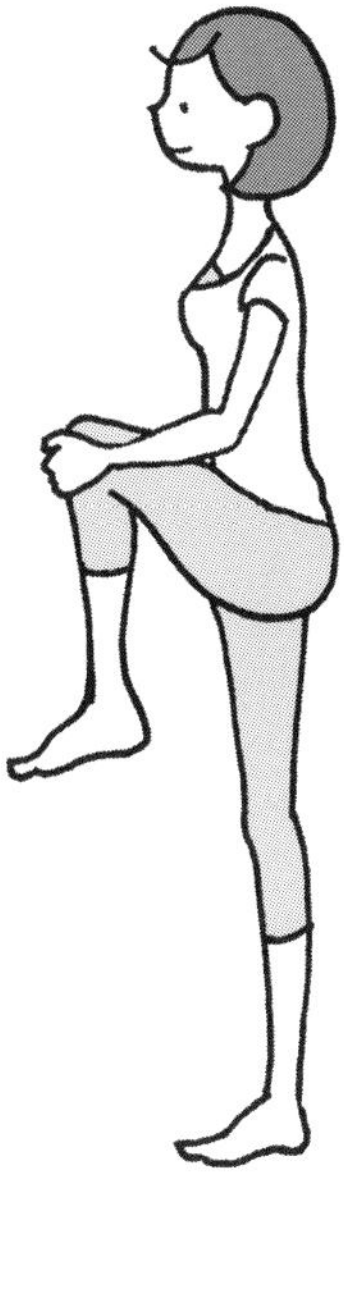

レベル2からさらに脚を上げて、膝を片手で支える

レベル4 …60秒キープ

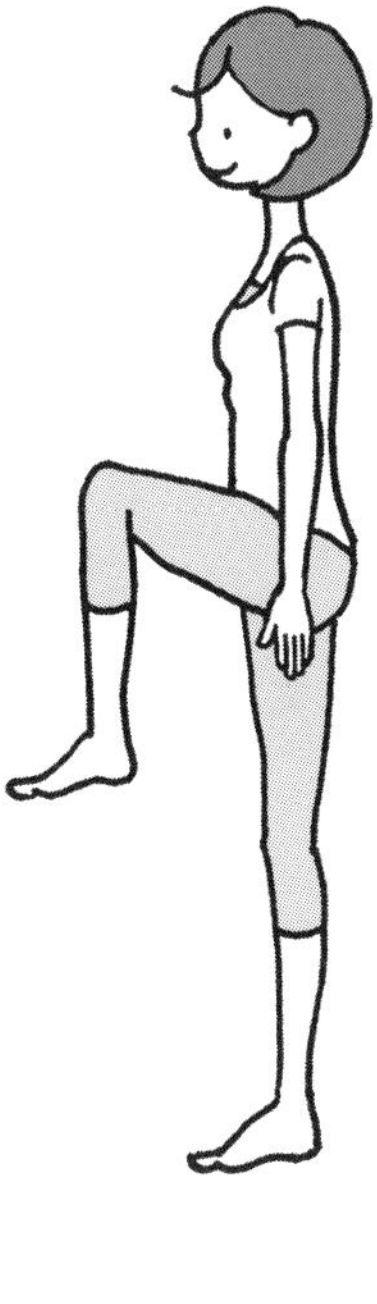

レベル3の姿勢で手の支えをはずす

筋肉だけは鍛えて強くすることができるのです。「鍛えれば強くなる」これが筋肉の特性です。

若い人でもおしりの筋肉を使わなければおしりは衰えていくし、年配の方でも、おしりの筋肉を鍛え、日々使うようにすれば、おしりの力は強くなっていくのです。

私はこれまで約3万人のおしりをトレーニングしてきましたが、年齢が原因でおしりを鍛えることができなかった人は一人もいません。筋肉トレーニングに関していうなら、効果の違いを生むのは、年齢ではありません。やるかやらないか、続けるか続けないか、なのです。

片脚立ちができなければ人は歩けない

おしり力をチェックするために、少し長い時間、片脚立ちをしていただきました。

日常生活の中で、長く片脚立ちをすることはあまりありませんが、片脚で安定して立てることは、歩行にとって重要なことなのです。

当たり前のことですが、歩くとき、私たちは必ず一瞬、片脚立ちになります。片脚立ちになり、もう一方の脚を床や地面から浮かせ、その脚を大きく振り出すことによって、前へ、あるいは後ろへと移動できるのです。

このとき、片脚立ちになった姿勢が安定していないと、脚を大きく振り出すことはできません。ぐらつくと歩幅が小さくなり、歩幅が小さくなれば移動するのにそれだけ時間がかかります。ぐらつくと、バランスを取るために、本来歩行にはあまり関係のない筋肉や関節にまで負担がかかってしまいます。

片脚立ちのバランスを取るのは抗重力筋であるおしりの筋肉と腸骨筋です。おしりが強ければ、片脚でもしっかり立つことができ、上げた脚を大きく振り出すことができます。

歩行は動的な動きなので抗重力筋は関係ないのでは？　と思われそうですが、抗重力筋がしっかり働かなければ、私たちは一定の距離を安定した状態で歩くことはできません。

おしりが強ければ、脚もスッと楽に上がり、大きく前へ振り出すことができます。足運びがスムーズにいくと、余分な筋肉を使うことがなく疲れにくくなり長い距離を歩くことができるのです。

ちなみに、おしり力チェックをしてみて、左右の脚で強さが違ったという人がきっといるはずです。もし右脚の方が長い時間立てなかった場合は、左のおしりが弱いということです。顔が左右対称でないように、おしりの強さにも左右差があります。

左右差があるのは特別なことではありませんが、左右で力の差があると力の入る方に負担が偏ってしまい、その偏りが身体全体のゆがみにつながっていく可能性があります。

左右同程度の力が出せることが理想なので、エクササイズの回数や時間を増やすなどして、弱いほうのおしりを鍛えるといいでしょう。

便利な生活がおしりを退化させる

おしりの発達と直立二足歩行の関係を考えれば、普段の生活を送ること自体がおしりの発達につながるはずです。

しかし、日本では足腰の不調を訴える人が大勢います。テレビや雑誌、ネットでも、足腰の痛みに効く薬やサプリメントの宣伝合戦がそこかしこで繰り広げられていますよね。つまり、それだけ、おしりの筋肉が衰えている人、おしりを使えていない人が多いということです。

四つ足で移動することが流行っているわけでもなく、人間は二足で歩くことを基本としているのに、なぜ、これほどまでにおしりが衰え、退化してしまっているのでしょう？

それは便利になった生活環境が関係しています。

かつて私たちの祖先は、歩いて移動すること、立って作業することに多くの時間を割いていました。そうした環境では、おしりは常に使われています。そのため、おしりが衰えにくく、おしりの深層筋が凝ることもなかったのです。

ところが、現代は自分の足で歩かなくても車やバス、電車を使って遠くまで移動することができます。自分の足で階段を上り下りしなくても、エスカレーターやエレベーターという機械に乗りさえすれば、じっとしたまま上下に移動することができます。

しかも、体を動かす仕事は減り、デスクワークが増えました。デスクワークの人は、1日の大半を椅子に座って過ごすことになります。

ちなみに、早稲田大学スポーツ科学学術院の岡浩一郎教授の研究によると、日本の成人が1日に座っている時間は8～9時間で、世界20か国の中で最長になっているそうです。

歩く機会が減り、座っている時間が増えれば、おしりの筋肉への負荷が減り、おしりの筋肉が落ちていくのは当然です。

二足歩行ができるようになったことで、人は脳を発達させ、便利な文明を築いてきました。

ところが文明が発達し生活が便利になったことによって、身体への負荷が少なくなり、二足歩行の肝となるおしりの筋肉は衰えやすくなってしまったのです。なんとも皮肉な話です。

さらに深刻なのは、おしりの筋肉の衰えが、子供にまで及んでいることです。

年を重ねれば、身体の筋肉が全体的に衰えていくのは自然の摂理です。しかし、成長過程にある子供は違います。子供は、活発に動き回ることで筋肉を増やす必要があるのです。体を動かして活発に遊ぶことは、身体をつくる上で欠かせません。

でも実際はどうでしょう。今時の子供たちは、外を駆け回っているでしょうか？中には身体を使った外遊びをしている子供もいますが、屋内でゲームばかりやっているという子供も多いのではないでしょうか。

身体を使わなければ、筋肉はどんどん衰えていきます。それは子供もお年寄りも一緒なのです。

おしりが退化すると姿勢が悪くなる

「姿勢を正す」「正しい姿勢を心がける」などというように、多くの人は意識しなければ「正しい姿勢」でいることがむずかしいようです。

しかし、「正しい姿勢」は、本来身体に一番負担のない楽な姿勢であり、最も自然にとれる姿勢なのです。

そして常に「正しい姿勢」でいることができれば、身体への負担は少なく、不調を感じることもないのです。

ではなぜ、「正しい姿勢」でいることが難しく感じられるのでしょう?

姿勢をつくるのは、第2章で出てきた抗重力筋です。

一般的にはインナーマッスルとも呼ばれる抗重力筋は、衰えやすく、発達しにくい筋肉です。

抗重力筋が弱いと、姿勢を維持することが難しくなります。抗重力筋で姿勢を保てなくなると、推進筋が代わりに力を出すことになります。ところが推進筋には身体を垂直に立てたり、関節を守ったり、バランスを取ったり、といった働きは一切ありません。

推進筋は素早い動きに対応する筋肉ですから、瞬発力はあっても、持久力はありません。崩れた姿勢を立て直すことはできても、それを維持する力はないのです。

抗重力筋が弱くなるとこの筋肉がやるべき仕事を、もともと役割の違う推進筋に無理やりやってもらうことになります。そのため、楽なはずの「正しい姿勢」でいることが、とてもきつく感じられるのです。

ところで「姿勢を正して」といわれたとき、ほとんどの人はせすじをピンと伸ばそうとするのではないでしょうか。

このとき伸ばそうとしているのは多裂筋と呼ばれる、背骨の深層部を走っている筋肉です。

実はこの多裂筋は、おしりの筋肉とつながっていて、おしりのスイッチが入ると多裂筋のスイッチが入り、おしりのスイッチがぬけると、多裂筋のスイッチもぬけてしまうのです。

多裂筋のスイッチがぬけていると、みぞおちから上の胸を張る深層の背筋、回旋筋のスイッチがぬけて猫背になります。猫背になると、人は頭を身体よりも前へ出すようにしてバランスを取ります。

本来、頭は背骨の上にのっているのが理想的な状態です。頭が正しい位置にあれば、首や腰への負担は最小限で済みますが、少しでも前に突き出していたら、その負担は首の付け根の筋肉にかかり、首や肩のコリとしてあらわれるのです。

おしりは、身体の中心部にある大きな抗重力筋です。この大きな抗重力筋が衰えてしまうと、それに連なる多裂筋、回旋筋まで衰えてしまい、正しい姿勢を維持することが困難になるのです。

おしりにスイッチを入れ、おしりがしっかり働くようになれば、多裂筋にも回旋筋にもスイッチが入ります。

このように重力に抗う抗重力筋がすべて働いていると正しい姿勢がつくられ、身体に余分な負担もかからなくなるのです。

スクワットをしてもおしりが発達しないわけ

筋肉を鍛えるといえば「筋トレ」ですが、その筋トレをしたときに発達度合いが目で見てわかる筋肉はほとんどが推進筋です。

筋骨隆々の人であっても、推進筋を鍛えるトレーニングに集中し、抗重力筋を鍛えていなければ、抗重力筋は衰えています。そういう人は、見た目はムキムキでいかにもパワーがありそうですが、意外にも長く立っていることができません。場合によっては腰痛を持っていることさえあります。

もちろん抗重力筋であるおしりを鍛える筋トレも多くあります。ただし、骨盤が後傾しおしりの筋肉の中にある感覚センサーに刺激が入りにくい状態では、どんなにトレーニングをしても、おしりの筋肉には響きません。

スクワットは、おしりを鍛える筋トレとして有名ですが、スクワットによっておしりが鍛えられるのは、あひるタイプのおしりだけです。

あひるタイプのおしりの人は、腸骨筋が発達していることにより、深くしゃがんでも骨盤前傾が維持できるため、スクワットをすればするほど、おしりが鍛えられ、発達していきます。

ところが、日本人に多い洋梨タイプの人は、腸骨筋が発達していないため、スクワットでしゃがんだときに骨盤が後傾してしまい、おしりが十分に発達できないのです。扁平タイプ、あるいはなだれタイプのおしりの人は、もともと骨盤が後傾しているため、おしりの筋肉が鍛えられず発達しないのです。

おしりにかからなかった負荷は、太腿やふくらはぎにかかります。つまりおしりを鍛えるつもりのトレーニングが太腿やふくらはぎを鍛えるトレーニングにすり替わり、知らない間に太腿やふくらはぎを発達させ、意図しない結果を生み出してしまうのです。

スクワット以外でも、ヒップアップ効果があるといわれるトレーニングをしているのに、それほど効果が上がらないと感じている人は少なくないはずです。

もちろん回数やセット数が少なかったり、トレーニングを行う頻度が少なければ筋トレの効果は上がりません。しかし、それ以前に骨盤が後傾し、おしりのスイッチがオフになっていれば、コンスタントにトレーニングを行い、その都度しっかり回数・セット数をこなしたとしても、残念ながら効果は期待できないのです。

また、筋トレには、関節を曲げたり伸ばしたりする動作が多くあります。おしりが発達していれば屈伸による関節への衝撃を一番大きな関節、股関節で吸収できるので問題ありませんが、おしりが衰えていると屈伸による衝撃を吸収できないため、膝や腰関節を摩耗させ、かえって痛めることになってしまいます。

効果的に筋トレを行うためにも、筋トレで関節を痛めないためにも、まずはおしりのスイッチをオンにすることが大切なのです。

ちなみに本書でご紹介しているエクササイズはスタビライゼーションといって、止まった姿勢で負荷をかけるものがほとんどです。関節に負担をかけることはないので、安心して取り組むことができます。

ウォーキングや水泳では不調は改善しない

健康を維持する上で適度な運動は欠かせません。

生活習慣病の予防になるということで、厚生労働省でも適度な運動を推奨しています。

しかし、膝痛や腰痛といった不調を改善しようと運動した場合、逆に悪化させてしまうことがあるので注意が必要です。

たとえば、ウォーキング。心肺機能を向上させ、心血管系疾患の予防・改善に有効といわれているウォーキングは、ジムに通う必要もなく、シューズさえあればどこでもできるので、多くの人から支持されています。

私の周りでも「ジョギングはきつそうだけど、ウォーキングなら気軽に始められそう」という声がよく聞こえてきます。

しかし、おしりを使えていない人がウォーキングをすると、膝や腰を痛める危険性があります。ウォーキングをすることで生じる、地面からの衝撃と自分の体重負荷をおしりで吸収することができないからです。おしりで吸収できなかったそれらの衝撃や負荷は、膝や腰が肩代わりすることになります。

そもそも膝や腰に痛みが出ている方のほとんどは、姿勢がくずれ、身体にゆがみが出ています。基本となる姿勢を直さない限りは、ゆがんだ状態で身体を動かすことになります。ゆがんだ状態で身体を動かせば、ゆがみを助長させることにもなりかねません。

実際、健康を維持するため、痛みを解消するために、ウォーキングを習慣にしている人の中には、そのウォーキングが原因で、股関節や膝関節、足関節を痛めている人がいるのです。

一方、関節に負担をかけないということで、水泳をするという人も多くいます。水中は浮力があるため身体が軽くなり、関節に負荷をかけずに運動ができるわけですが、関節に負荷がかからないということは、抗重力筋に対しても負荷がかからないということです。

繰り返しになりますが、抗重力筋は重力や体重という負荷がかからないとどんどん衰えていきます。そして、私たちが日常的に活動するのは浮力のある水中ではなく、重力のかかる地面や床の上です。

運動をすること自体が目的ではなく、不調の改善や健康維持、日常生活を快適に送ることが目的で運動をするのであれば、おしりという抗重力筋を鍛え、姿勢を正すことが重要です。

水泳で身体を鍛えているという方には、地面をしっかり踏みしめて歩くために、ぜひ抗重力筋を鍛える本書のエクササイズをプラスしていただきたいと思います。

おしりのポテンシャルを実感した出来事

私がおしりに着目したのは、陸上競技の短距離選手として活動していた大学時代のことです。同じ大学には100メートルで日本記録を持っているような先輩がいましたし、他の大学には日本記録を上回る記録を出している海外の選手もいました。

私自身は大した選手ではなかったのですが、そうしたすぐれた選手と一緒に日々練習をするなかで、日本人選手と海外選手のおしりの違いに気づいたのです。

日本人選手のおしりはそれほど大きくないけれど、太腿やふくらはぎがものすごく発達している。一方、海外選手のおしりはものすごく発達しているけれど、脚は細い、と。

そして、おしりの発達している海外選手のほうが、あきらかに速く走ることができ、しかも、日本人選手に比べて圧倒的にケガや故障が少なかったのです。

同じような練習を同じだけやっているのに、どうしてこうした差が出てくるのか？

私は、おしりの違いが、走る速さや故障の頻度になにかしら関わっているんじゃないかとぼんやり思っていました。

その後、大学を卒業し、私はフィットネスクラブの社員になりました。そこで、いろいろな方のダイエットなどを手がけるなかで、たまたまある高齢の女性を担当することになりました。その方は立ったり座ったりすることさえとても辛そうでした。私はその方と初めてお会いしたときに、「おしりを鍛えたらよくなるんじゃないか」と、直感的に思っていました。

確証はありません。でも、確信はありました。

私は自分の確信に従い、その方におしりに特化したエクササイズを3か月ほど続けました。すると、ご本人から「立ったり座ったりするのが楽になった」といわれたのです。

さらに3か月、おしりのエクササイズを続けたら、その方の歩き方が明らかに変わり、階段もすいすいと上り下りできるようになりました。彼女のその変化に、私も驚きましたし、彼女のご家族も驚かれました。でも、おそらく一番驚いたのは彼女自身だったはずです。


この出来事は、そのままおしりを鍛えることの有効性を実証してくれました。そして私は改めておしりのポテンシャルを実感し、認識したのです。今から20年以上前のことです。

その後、私は高齢の方だけでなく、アスリートの方にもおしりに特化したトレーニングを行いました。高齢者の方からは、歩くのが楽になった、膝や腰の痛みが消えたという声を、アスリートの方からは、パフォーマンスが上がった、あまりケガをしなくなった、痛みが出なくなったという声をいただきました。

最初は試行錯誤でやっていたトレーニングも、多くの方に実践していただくなかで、メソッドに落とし込んでいくことができました。私が目指したのは、私が直接指導をしなくても、一人で行えるトレーニング。特定の人に対してだけでなく、多くの人に広く効果が見込めるトレーニングです。

本書の第2章、第3章でご紹介したエクササイズも、一人で行うことができ、多くの人に効果が期待できるものばかりです。

第6章

健康寿命は
おしりで延ばす

延びる平均寿命、延び悩む健康寿命

平均寿命とは、０歳児の平均余命のこと。

では最近よく聞く健康寿命とは、どういう年数を指すのでしょう?

健康寿命とは、寝たきりなどの健康上の問題がなく、日常生活を支障なく送れる期間のことです。

通常、健康寿命は平均寿命よりも短く、平均寿命から健康寿命を差し引いた年数は、何かしらの介護を必要とする期間ということになります。

日本は平均寿命も健康寿命もともに世界のトップクラスですが、平均寿命に比べ健康寿命が伸び悩んでいるのが現状です。

２０１７年度の厚生労働省のデータによると日本人の平均寿命は男性が80・79年で

平均寿命と健康寿命

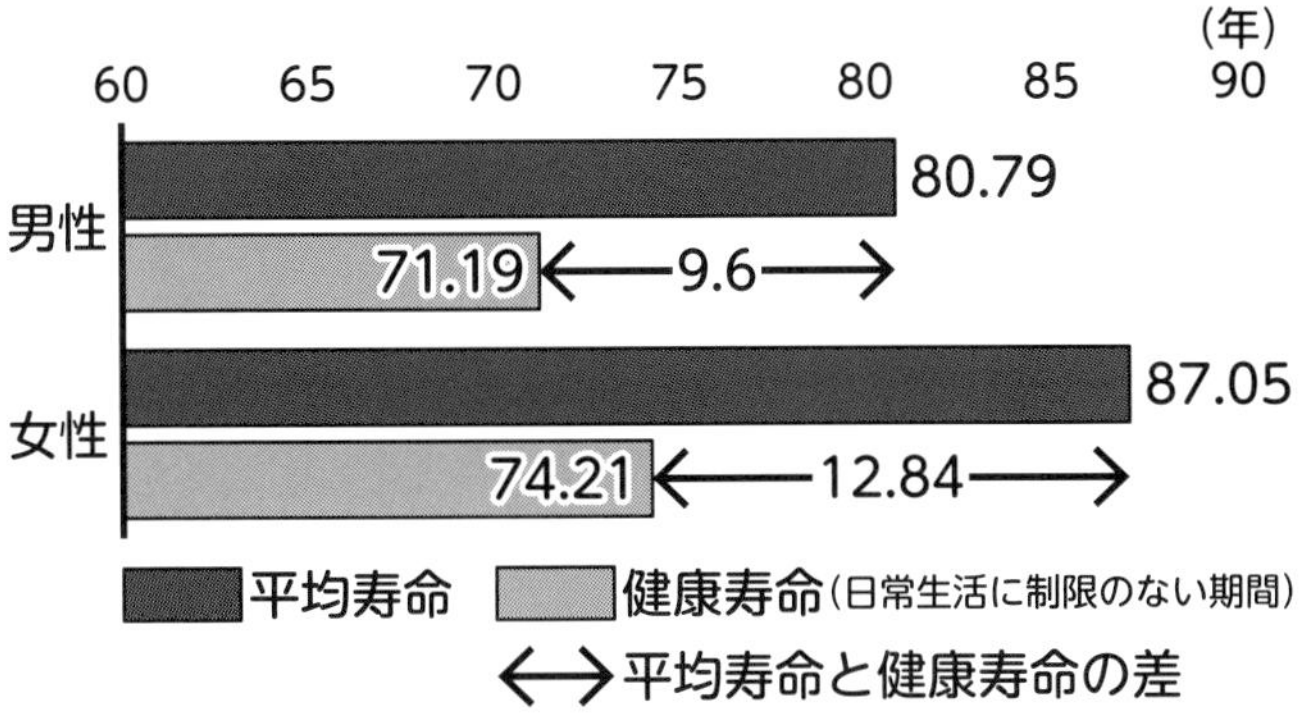

資料　平均寿命：厚生労働省「平成27年完全生命表」
　　　健康寿命：厚生労働科学研究費補助金「健康寿命の指標化に関する研究」

女性が87・05年、健康寿命は2013年のデータで男性が71・19年で女性が74・21年となっています。平均寿命から健康寿命をそれぞれ差し引くと、男性が80・79－71・19＝9・6で、女性が87・05－74・21＝12・84となります。

つまり男性は晩年の約10年間を、そして女性は約13年間を、日常生活に支障のある状態、人の手を借りなければ日常生活を送れない状態で過ごすというわけです。

ちなみに平均寿命と健康寿命の差は、アメリカが8・0年、フランスが7・7年、イギリスが7・6年、ドイツが6・9年と、そ

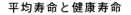

れぞれ8年以下にとどまっています。

科学や技術の進歩によって、この先平均寿命が右肩上がりに延びていくことは確実です。

2017年1月に放映されたNHKスペシャル「NEXT WORLD私たちの未来」では、「先進国の寿命は1日5時間というスピードで延び続けている」「30年後には、平均寿命が100歳に到達すると予測されている」という研究者の報告が紹介されました。

延びていく平均寿命に対し、健康寿命をしっかり延ばしていくことは、社会的なテーマであると同時に、私たち一人ひとりに与えられた課題といえるでしょう。

おしりを鍛えて転ばない身体、いつまでも歩ける身体をつくる！

日本人が寝たきりになる原因は、脳血管疾患、認知症に続いて、転倒・骨折、関節疾患があげられます。

転倒による怪我や骨折で、しばらく寝込んでいる間に抗重力筋が衰えてしまい、怪我や骨折は完治したのに歩けなくなったという話はよく聞きます。

寝たきりになるのはいやだからと、行動を制限し、転倒しないようなるべく家から出ないという人もいますが、それではさらに転倒のリスクを高めることになります。

だからといって、転ばないようにと家の中を全部バリアフリーにするのも大変ですし、外出先をバリアフリーになっている場所に限定することも難しいですよね。

転倒しないための最善策は、転びやすい要素を排除することではなく、転倒しにくい身体をつくることです。

床に段差があっても、道路が平坦でなくても、段差や障害物に足が当たったときにバランスが取れる身体、段差や障害物の高さ以上に足を上げられる身体をつくればいいのです。

では、バランスのいい身体、転倒しない身体をつくるにはどうすればいいか？

ここまで読み進めてきてくださった方は、もうおわかりですね。

そうです、**梨状筋のコリをほぐし、腸骨筋を強くして骨盤を前傾させ、おしりの筋肉を鍛えればいいのです。**

人の力を借りずに、自分で動けることは人が人として生きていく上で極めて重要です。人の手を借りることになると、迷惑がかかるからといって行動範囲が狭まってしまいます。立ったり歩いたりする機会が減れば、それだけ筋力が衰えていきます。筋力が衰えれば、立ったり歩いたりすることがますます困難になり、動けなくなってしまいます。

自分の足で歩いて動くことができれば、動くこと自体がトレーニングになります。

立つことはそれ自体が抗重力筋を鍛えることになりますし、歩くために足を降り出せば腸骨筋や大腰筋を鍛えることになります。階段を上り下りすれば腸骨筋とおしりの筋肉を鍛えることになります。座っていることが多く、あまり動かずに過ごしてきた人が、立っている時間を増やしたり、なるべく動こうとすると、最初はしんどく感じるかもしれません。

しかし、梨状筋のコリをほぐし、腸骨筋を鍛えるエクササイズをしていくうちに、しんどいと感じていた動作が少しずつ楽になり、いつしか立ったり動いたりすることが億劫でなくなります。それまでがんばってやっていた日常動作が、何の苦もなく自然にできるようになるのです。

おしりが強くなれば一生歩ける！

梨状筋のコリがほぐれると、腸骨筋がスムーズに使えるようになり、脚を上げやすくなります。脚を上げやすくなれば、おしりの筋肉にスイッチが入り歩くのが楽になり、階段を上りやすくなり、つまずきにくくなります。

歩くのが楽になれば、出かけることが億劫でなくなり、行動範囲が広がります。階段が上りやすくなれば、これまで避けていた階段も自分の脚で上ってみようという気持ちになります。

つまずきにくくなれば、転倒の心配が減り、安心して外出することができます。自分の足で一定の距離を歩けること、階段を上れることは自信につながります。自信が積み重なるとアクティブになります。

おしりが発達すれば、おしりはおしりの仕事を責任持って引き受け、膝や腰に委ねることはなくなります。

膝や腰に負担がかからなくなると、膝や腰に出ていた痛みの原因が解消されます。膝や腰の痛みが消えれば、さらにアクティブに動けるようになり、ますますおしりは発達していきます。

おしりが発達すれば、バランスを上手にコントロールできるようになるので、転びそうになっても、身体をもとの体勢に戻すことができ、怪我をするリスクが激減します。

また、関節にかかる衝撃をしっかり受け止めてくれるので、ウォーキングや筋トレなどの運動をしても、関節に過度な負担がかかることがありません。運動を始めたものの、膝や股関節を痛めたために運動を中断したという人は多くいます。運動が続かないのは、本人のやる気や根気の問題と考えがちですが、実は怪我も継続を妨げる重大な原因となっているのです。

おしりの筋力が強くなれば、運動することが純粋に健康に直結し、運動を続けることが可能になるのです。

おしりにスイッチが入ると、いいことづくめ

さらに、おしりが発達し強くなれば、ヒップラインが美しくなります。そして、背中にある多裂筋や回旋筋が働くようになるので上半身の姿勢がよくなり、肩こりや首の不調が消えます。

おしりがしっかり働けば、おしりの代わりに太腿やふくらはぎの筋肉を必要以上に使わなくてもよくなるので、脚が細くなります。人の身体は中心部の筋肉が先端部分よりも発達しているのが理想です。身体の中心にあるおしりが強く、先端にある手足が細ければ、身体を楽に動かすことができるのです。

おしりが美しくなり、姿勢がよくなり、脚が細くなれば、服をかっこよく着こなせ

ること間違いなしです。見た目のかっこよさは自信につながり、外出がより楽しく感じられるようになるでしょう。

また、おしりが発達すれば梨状筋が凝り固まることはありません。梨状筋がしなやかな状態であれば、近くを通る血管の血流が滞ることもなく、下半身が冷えたり、むくんだりすることもなくなります。

梨状筋のコリがなくなれば、坐骨神経が圧迫されることもなくなり、腰やおしり、太腿などに出ていた痛みが、解消されていきます。

このように**梨状筋のコリをほぐし、腸骨筋を鍛えて、骨盤の前傾をつくり出すことができれば、おしりの発達が始まりさまざまないいことが起こるのです。**まさにいいことづくめです。

しかも梨状筋をほぐして腸骨筋を鍛えさえすれば、おしりが発達する回路が自動的に回りだすのですから、やらない理由はありません。

何歳からでもおしりは鍛えられる！

おしりが変わると人生が変わります。

大げさに聞こえるかもしれませんが、私はこれまでに、おしりを鍛えることで人生を切り開いた方を何人も目にしてきました。

「そんなことをいっても、人生が変えられるのは若い人だけでしょう」「どうせ年よりががんばって鍛えても効果はないでしょう」と悲観する方がいるかもしれませんが、決してそんなことはありません。

たとえば、今年81歳になるAさん。

Aさんは腰痛に悩んでおられ、歩くことはもちろん立ったり座ったりすることすら困難な様子でした。

おしりの筋力はすっかり落ちていて、ふくらはぎの筋力で歩いている状態だったので、おしりのトレーニングと、絶対に欠かせない梨状筋をほぐして腸骨筋を強化するトレーニングを行いました。1年目で姿勢が明らかによくなり、Aさんご自身も「歩くのが楽になった」とうれしそうに話してくださいました。

Aさんは健康維持のためにと、今も私が開催するグループレッスンに通われていますが、身体のバランスが整ったためか、腰痛が改善され、血圧まで安定しているようです。

すっかり元気になったAさんは、レッスンのときは必ず一番に来て、他の人が使うマットまで用意されています。周りの人からは「いつも元気ですね」「どうしたらそんなに元気になるの？」と毎回のようにいわれています。

もちろん洋梨タイプだったおしりは、今ではすっかりあひるタイプになり、姿勢もきれいで、脚も細く、お好きなファッションを楽しみ、レッスン以外にも積極的にいろいろなところに出かけておられます。

Bさんは、若い頃からスキーや山登りを楽しまれていたアクティブ派。70代半ばで、右膝を痛めてしまい、趣味のスキーや山登りができなくなったといいます。医師の診断は、「加齢による膝関節への負担」で、「スキーや山登りはやめて、軽いウォーキング程度にしたほうがいい」といわれたそうです。

当初は医師のアドバイスに従っていたBさんですが、膝の痛みが軽減されると、山登りやスキーをしたいという欲求がふつふつと湧き、膝に痛みが出ないよう筋肉を鍛えることはできないかと、私のもとを訪れたのです。

身体を動かしてきた方だけに、Bさんは姿勢がよく、年齢よりもはるかにお若く見えました。ところが、おしり力をチェックすると、右に比べ左のおしりの筋肉が弱っていたのです。

通常、右膝に痛みが出ている場合、右のおしりの筋力低下が原因であることが多いのですが、彼女は、左のおしりの筋力の弱かったため、右脚に負担がかかり、右膝に痛みが出ていたようです。

まずは左脚の太腿やふくらはぎの筋肉と梨状筋をほぐし、腸骨筋を鍛えることにプラスして、筋力が低下していた左のおしりをトレーニングしました。

おしりの筋力の左右差が縮むのに3か月、そしてBさんの目的である山登りやスキーを楽しめる状態に持って行くために、さらに3か月トレーニングを続けていただきました。

Bさんは今年で81歳になりますが、今でも山登りとスキーを楽しまれています。

50代のCさんは長時間のウォーキングを毎日のノルマにしている方です。60分以上歩かないと気持ちが安定しないというほど、ウォーキングが日課となっています。しかしCさんは背骨の痛み、首の痛み、膝の痛みに悩んでいました。

私のもとでトレーニングを始めたときは、梨状筋が長年のウォーキングで凝り固まっていて、おしりの大きな筋肉、大殿筋・中殿筋がうまく使えていないため、深層背筋の多裂筋、回旋筋が働かず、表面の背筋群（最長筋・腸肋筋《ちょうろくきん》）が代わりに使われていました。

日常的に運動をしているにもかかわらず、梨状筋が固いため、足を垂直に上げる腸骨筋の筋力が弱く、骨盤前傾がありませんでした。

トレーニングでは、梨状筋をほぐすストレッチから始め、腸骨筋を集中的に強化していきました。変化が出だしたのは3か月後、そして半年過ぎた頃から膝の痛みがなくなり、腰痛も解消されてきたようです。ただし、胸を張る回旋筋がまだ十分に使えるようになっていないため、長時間歩くと首の違和感があるようです。

Cさんは、全くストレッチなどしなかったということなので、トレーニングを始めてからは、ご自身で必ず梨状筋のストレッチを行うようお願いしています。

現在1年半以上継続されており、首の違和感以外はほぼ解決しています。もちろんおしりも益々発達されています。

年齢や体力の低下を理由に自分の好きなこと、やりたいことを諦める人は少なくないと思います。おとなしくしていたほうが安心というご家族の希望もあるとは思いますが、人生は一回きりですから、やはり大いに楽しみたいですよね。

梨状筋の柔軟性をアップさせ、腸骨筋の強化を行えば、以前よりも確実に体力がつきます。夢は諦めるものではなく、叶えるものです。おしりを鍛え身体を整えてから、それぞれの夢にぜひチャレンジしていただきたいと思います。

おしりエクササイズをルーティンにする！

「木を見て森を見ず」ということわざにあるように、私たちは膝に痛みがあれば膝を直そうとし、おしりの筋力が落ちているといわれれば、おしりの筋肉を鍛えようとします。

しかし、身体はつながっていて、それぞれに影響を及ぼし合っているのです。膝の痛みを取り除くためには、膝に負担がかからないようおしりを鍛える必要があります。

そしておしりを鍛えるためには、おしりが発達しやすいように骨盤を前傾させなければなりません。骨盤を前傾させるためには、腸骨筋を強くする必要があり、腸骨筋を強くするためには硬くなっている梨状筋をほぐさなければならないのです。

本書でご紹介したエクササイズは、梨状筋をほぐすエクササイズと腸骨筋を強くするエクササイズの２種類です。ごく簡単なので、それぞれのエクササイズから好きなもの、やりやすいものを一つずつ選び、今日からはじめていただきたいと思います。

こんなに簡単なエクササイズで効果はあるの？　と思われそうですが、３か月続ければ効果は必ずあらわれます。そしておしりの筋肉も発達しやすくなります。

効果は、４ページの片脚立ちチェックをすることで確認できますし、たとえば、長時間立っていられるようになった、長時間歩けるようになった、そのときに膝や腰に違和感がなくなった、ということでも効果を実感することができます。

ただし、そのためには一つだけ条件があります。

それは毎日続けることです。

お話ししたとおり、おしりの筋肉や腸骨筋は非常に衰えやすい抗重力筋。油断していたらあっと言う間に衰えてしまうため、毎日エクササイズを続けることが重要になるのです。

エクササイズにはそれぞれ秒数や回数が書いてありますが、これらはあくまでも目安です。たとえば30秒と書かれていても、10秒が精一杯だとしたら、10秒から始めても構いません。10回と書かれていても、それが難しければ1回でも2回でもいいのでできる回数から行ってください。目安の秒数や回数をこなすことよりも、できることから毎日続けることが何よりも重要なのです。

梨状筋がほぐれて、腸骨筋が鍛えられていけば、徐々に目標の回数を無理なくこなせるようになります。

ですから、効果があらわれ、「おしりが強くなった」「おしりが上がった」という実感を持ってからも、エクササイズは決してやめずに続けてください。

おしりにスイッチを入れるエクササイズに終わりはないのです。身体の調子がよくなったからといって休んだり、やめたりせず、ぜひ一生続けていただきたいと思います。

エクササイズを続けるコツは、ルーティン化して、日常生活に組み込むことです。毎日欠かさず歯磨きをするように、おしりエクササイズも毎日欠かさずやってください。

歯磨きを毎日していると、歯磨きをしないと気持ち悪いと感じるようになります。同じように、おしりエクササイズを続けていると、エクササイズをしないと身体がシャキッとしないと感じるようになってくるはずです。そこまでいけば、もうこっちのものです。

エクササイズは好きな時間にいつやっていただいてもいいのですが、「朝起きたとき」「お風呂に入る前」など、タイミングを決めるとルーティン化しやすいと思います。「歯磨きをしながら」「夜のテレビドラマを見ながら」というように、日常動作と組み合わせて〝ながら〟エクササイズをするのもおすすめです。

また、最初のうちは効果を上げるために何種類もやりたくなりますが、欲張り過ぎるのは禁物です。種目が増えればそれだけ時間がかかりますし、時間がかかれば続かなくなってしまいます。

テンションが低いときでもできるような種目をそれぞれ一つずつ選び、それを完璧にマスターして確実に日課にするといいでしょう。基本のエクササイズを日課として定着させ、気が向いた場合は、他の種目をプラスすればいいのです。

「太く短く」ではなく「細く長く」、毎日欠かさずエクササイズをすることが、おしりのスイッチをオンにし、プラスのループを維持することにつながるのです。

ちなみに、本書でご紹介したエクササイズは梨状筋のコリを取り、腸骨筋を強くするためのもの。より積極的におしりを鍛えたい方は、『「おしり」を鍛えると一生歩ける！　寝たきり・腰痛・ひざ痛を防ぐ』（池田書店）、『足腰を強くしていつまでも健康！　カンタン　おしり体操』（KADOKAWA）をご覧いただき、本書でご紹介したベースのエクササイズに、プラスしていただければと思います。

おわりに

おしりの重要性を知ってもらいたい。不用意に運動して身体を痛める前に、ぜひおしりを鍛えてほしい。そんな思いから、これまでにおしりをテーマにした著書を5冊書きました。本書が6冊目となります。

ただし、腸骨筋、梨状筋の関係について特化してお話しするのは今回が初めてです。おしりの発達と腸骨筋、梨状筋が深く関係していることは、以前からわかっていました。とはいえ、いきなり腸骨筋や梨状筋の話をしても、ほとんどの人が何のことやら理解しにくいだろうと考え、まずは、おしりの重要性を説き、骨盤の傾きによっておしりの発達が異なることをお伝えし、腸腰筋とおしりを鍛えるエクササイズを紹介してきたのです。

今回こうして腸骨筋と梨状筋にスポットを当てることができたのは、おしりの重要性を理解してくださる方が増えてきたからです。

繰り返しますが、おしりは身体の中心にあり、身体の中で最大の力を発揮する筋肉です。

そのおしりという素晴らしいエンジンをしっかり使わないのは、まさに宝の持ち腐れです。

使われていないおしり、機能を果たしていないおしりは、居眠りをしているようなもの。

本書で紹介したエクササイズを行い、梨状筋をほぐして、腸骨筋を鍛えていけば骨盤が前傾し、眠っていたおしりが目を覚まします。

本来の力をしっかり発揮し、おしりとしての機能を果たしているおしりはプリッと丸く、見た目も実にかっこいいです。

見た目のかっこよさだけを追求するのであれば、美容整形でおしりにシリコンを入れたり、おしりの部分にパットの入ったパンツをはいたりすることで、事足ります。

でも、見た目だけを整えても、機能が伴わないのであれば、おしりの存在価値はありません。

見掛け倒しではなく、しっかり働くことでかっこよくなるおしり。そんな機能美に溢れるおしりを、あなた自身でつくり育ててほしいと思います。

そのためには何度も繰り返しますが、腸骨筋をしっかり鍛えることが必須です。


私は1年365日、毎日おしりのトレーニングをしています。

出張でホテルに泊まったときも、必ずおしりのために腸骨筋のトレーニングだけは欠かしません。トレーニングをしないと身体が落ち着かないのです。

人の身体は20代をピークにし、それ以降は年を重ねるごとに衰えていくといわれています。

けれど、私は、陸上をやっていた学生時代よりも、49歳になる今のほうが断然身体の調子がいいです。

陸上をやっていた頃の私のおしりは典型的な洋梨タイプ。猫背でしたし、腰痛や太腿の肉離れにしょっちゅう悩まされていました。

フィットネスクラブに入ってから、筋トレに励み、推進筋を鍛えていわゆるマッチョな身体になりましたが、腰痛は全く改善されませんでした。お恥ずかしい話ですが、通勤電車に乗っても、立っているのが辛くて、空いている席を探すような状態でした。ところが、おしりに着目し、腸骨筋を鍛えおしりを鍛えだしてから、私の身体はみるみる変わっていきました。おしりはプリッと丸いあひるタイプになり、猫背がなおり、気づいたら腰痛は消えていたのです。

今では電車に乗っていても、座席を必死に探すことはありません。座った場合も、10分も経つとなぜか立ちたくなってしまうのです。ホームから改札階に出るときも、ほとんど階段を使います。エレベーターは人が並んでいることが多いですし、階段の上り下りは全く苦にならないからです。

電車で立っていることも、階段の上り下りも、おしりだけではなく腸骨筋のトレーニングになります。おしりが使えて楽だから立っている、おしりが使えて楽だから階段を上り下りするわけですが、それによっておしりが鍛えられるのですから、こんなにいいことはありませんよね。

この本を読み、エクササイズを続けていくうちに、あなたにもこうした変化が必ず訪れるはずです。

おしりのパワーははかりしれません。

腸骨筋とおしりを鍛えれば、日本人は今よりももっと元気になれます！

おしりのスイッチをオンに切り替え、今以上に元気な自分になり、やりたいことに挑戦できる自分であり続けましょう！

参考文献

『脳性麻痺の整形外科的治療』（松尾隆著／創風社）
『脳性麻痺と機能訓練　改訂第2版』（松尾隆／南江堂）

◆著者紹介◆

松尾タカシ（まつお・たかし）

ヒップアップ・アーティスト
1968年、佐賀県生まれ。長年のフィットネストレーナーとしての経験から、機能解剖学上でも大変重要な意味を持つ「おしり」に着目。おしりの筋肉を鍛えることによって、身体機能を活性化しながら姿勢を正し、身のこなしを美しく変えていく独自のメソッド「Progress Body」を開発。プライベートおよびグループレッスン、企業向けレッスンを行うほか、オリジナルの健康グッズの開発も手がける。著書に『「おしり」を鍛えると一生歩ける！ 寝たきり・腰痛・ひざ痛を防ぐ』（池田書店）、『足腰を強くして いつまでも健康！カンタン おしり体操』（KADOKAWA）などがある。

http://hipup-artist.com/

ブックデザイン／藤田美咲
イラスト／土屋和泉
DTP・図表／横内俊彦
協力／西田和代（プロイデア オフィス）
　　　肥田倫子
撮影／工藤ケイイチ（ブリッジ）
ヘア＆メイク／奥野展子
モデル／大橋規子（SPACE CRAFT）

「おしり」をほぐせば100歳まで歩ける！

2017年10月5日　初版発行

著　者　松尾タカシ
発行者　野村直克
発行所　総合法令出版株式会社
〒103-0001 東京都中央区日本橋小伝馬町 15-18
ユニゾ小伝馬町ビル 9 階
電話　03-5623-5121
印刷・製本　中央精版印刷株式会社

落丁・乱丁本はお取替えいたします。

ISBN 978-4-86280-578-2
総合法令出版ホームページ　http://www.horei.com/

好評既刊

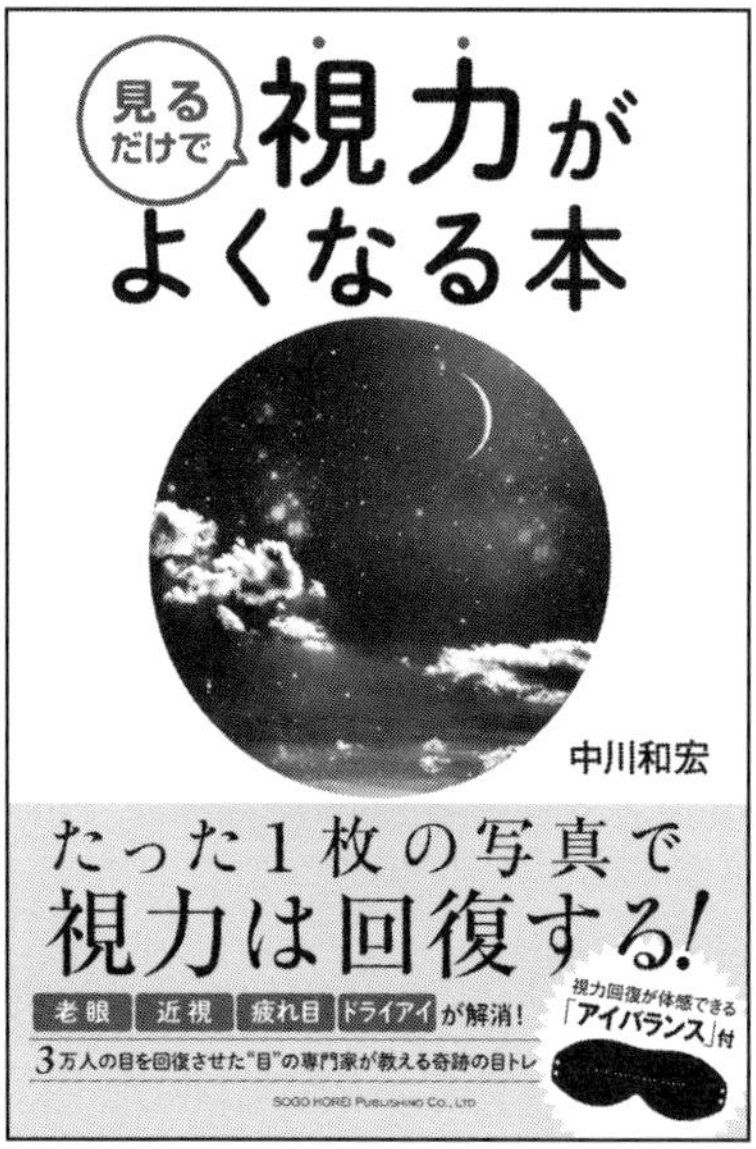

見るだけで視力がよくなる本

3万人の視力を回復させた"目"の専門家がつくった、
まったく新しい視力回復トレーニング

中川和宏 著 ｜ 定価：本体1,200円＋税

一般的にものは目が見ていると思われていますが、医学の世界ではものは目を通して「脳」が見ているといわれています。

著者は、ハイパフォーマーだけではなくあらゆる世代の人の目と脳を35年間研究し、「目の見る力」と「脳の見る力」の両方を活性化させる中川メソッドを開発。

本書では、イラストや図形を見て行う従来の単調な目トレではなく、脳を刺激するような美しい写真を使い「眼筋」と「脳の記憶力・想像力・集中力」で視力をよみがえらせるトレーニングをたくさん紹介します。